产后
体形恢复
与瘦身

金修然　原著

张新涛　译

U0212304

人民卫生出版社

·北京·

译 者 序

作为一名运动医学的专科医生，产后康复对我来说却是一个全新的领域。2017年我太太生完二胎后常被背痛、腹直肌分离、腹壁松弛等问题所困扰，我就决定写一本关于产后康复的书送给她，直到无意间看到这本书，书里的内容都是每个孕妈苦恼又迫切想解决的问题，非常实用。我邀请了韩国外国语大学硕士研究生高羽辰做了大量的基础翻译工作，我所做的工作更多是从专业性上对内容与图片进行核对和审校。在此，特别鸣谢高羽辰、曹炎培、刘淼三位老师对翻译工作的辛苦付出。

最后，谨以此书献给我的妈妈和太太及所有怀胎十月的孕妈们，希望此书能够帮您减轻产后疼痛和苦恼，尽快恢复最佳状态！

译者　张新涛

2020 年 8 月

前　言

结婚前我并不喜欢小孩，主要是害怕生了孩子身材会走样，而且经常听周围的人说为了孩子放弃了自己的人生，那时我就暗自立下"豪言壮志"——做一名绝对不生小孩的女医生。所以婚后怀孕时，比起开心，我更多时候是感觉心理负担很重，而且因为医院的工作繁忙，分娩前连胎教都没来得及做。

第一次抱孩子的时候，我呜呜大哭，这么可爱的孩子我却曾经觉得是负担，对此我很抱歉、很后悔，也很羞愧。分娩以后，随着时间的流逝，我渐渐明白了为什么这世上所有的妈妈们会因为自己的孩子而感到满足和开心，开始领悟为孩子而活是一种怎样的感受！

那时我 39 岁，第一个孩子这么晚才出生，对我来说轻松的事一样也没有。像所有职场妈妈一样，育儿和工作并行，导致我睡眠不足、隔三差五感到疼痛，孩子带来的幸福夹杂着辛苦，每天都忙忙碌碌。有一天，我右边的肩膀感到剧烈疼痛，甚至到了无法侧躺的程度。我内心十分担忧，做了各种检查。看着检查结果，我猛然清醒过来："啊！原来我的身体并不正常啊！"不管是腰椎、颈椎，还是肩膀或者膝盖,都在慢慢变形!

　　我曾经在门诊建议患者们要做的运动,如今自己也开始做了。即使是生产前非常喜欢的运动,如今从头开始做,我还是遭受到了挫折,因为我的身体完全不听使唤。生产前后并不仅仅是"孩子出生"的问题,我忽视了女人当了妈妈后身体开始出现的神秘变化。从前在医科大学学习到的产前产后的身体变化,如今自己都亲身感受到了。随着身体的变化,我也开始了正式的学习。为了让我的身体按照"恢复""健康""美丽"的顺序变化,我开始运动并制作相关的节目。

　　怀孕之后身体最先反应的就是激素。由于激素的"命令",怀孕前期、中期和后期,身体都会为了配合胎儿发育过程而及时变化。一直到怀孕中期,妈妈的身体都会集中全力为胎儿生长而服务,而怀孕后期为了胎儿能顺利娩出,身体会再次出现变化,子宫变大的同时,双腿浮肿、骨盆松弛、尾骨疼痛等症状也会随之而来。

　　但是,你知道更加惊人的变化在什么时候出现吗?正是生产之后。为了恢复身体机能,我们的身体以极快的速度变化着。卡路里消耗量增加,代谢功能变得活跃。拉长的韧带和肌肉重新充满活力,骨骼也在朝着正常的位置复原。随着身体的变化,生产后大概 6 个月,主导分娩前后身体变化的激素会迅速减少。

由于,体内激素的迅速改变,此时再辅以运动,将是体形恢复的绝好机会。尤其是生产之后卡路里消耗量达到我们人生的巅峰时刻,只要再付出些许努力,就能取得巨大的成果。

生产后百日到半年或者更久的妈妈们,经常因为骨盆、尾骨、肩膀、腰背等部位疼痛来到我们医院就诊,她们中大部分也伴随有体重过重的烦恼。虽然知道应该接受治疗,但是因为孩子的缘故,即使疼痛也不能经常来医院。虽然大家经常开玩笑说,带着疼痛活着才叫"妈妈",但看到她们的样子我却心疼不已。

去年,在我 45 岁的时候,我怀了二胎,立下决心:希望能尽自己的微薄之力,让妈妈们在怀孕期间减少痛苦,管理好身材,在生产之后拥有比生产之前更加健康、美丽的体态。所以在生完二胎后的第 4 个月,我开始亲自拍摄产妇运动视频,并且在网络上上传了自己制作的视频,公开了自己如何从产后第三周开始,按照

"恢复""健康""美丽"的顺序来运动。

　　由于产妇们反应热烈，所以我着手出版这本运动书籍，由我亲身示范，将我的经验分享给大家。我们的身体可谓是"人生的成绩单"，大家只要慢慢开始就可以了，即使生产超过六个月也没有关系。不要贪心，每天只要坚持 15 分钟就足以改变自己的身体。

　　希望所有的妈妈们都健康幸福！加油！

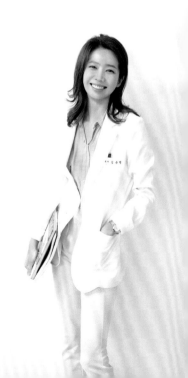

体形矫正专家

金修然

2020 年 8 月

目 录

产后减肥，
既要轻松
又要健康

　　如果产后妈妈因为怀孕和生产而担心身材走样或者无法恢复到产前的身材，请不用担心，因为男人们一辈子都无法享受到的最佳减肥时机来临了。些许的努力往往能带来惊人的效果，如此黄金般的时期请绝对不要错过！

产后
是人生最佳的减肥黄金期

"怀孕时长的肉会不会减不掉,对此我很苦恼,想到产后肥胖问题就头疼。"

"请不用担心,生产的同时也是人生最佳'减肥黄金期'的开始。"

"什么? 这话的意思是我现在的身材急需要减肥吗?"

"不是的,我的意思是现在是减肥的最佳时期。"

"刚生产没多久,现在就谈减肥吗?"

"对,孕期增长的体重,分娩之后开始减也没关系。"

"但是万一得了产后综合征……分娩以后不是应该等 6 个月或者 1 年左右再开始减肥吗?"

各位读者怎么认为呢?

分娩是人生最佳的减肥时机。即使是结婚前或分娩前总是减肥失败的人,在分娩之后减肥,成功的概率也会大大提升,因为我们的身体处于最好的减肥状态。由于激素的变化,肌肉和骨骼变松弛,大家能随心所欲地提升自己的身体。

特别是分娩后的 6 个月是最佳时期,分娩后的 3 个月是我们身体变化最迅速的时期。怀孕 9 个月里发生的变化会在分娩后的 3 个月内迅速复原,6 个月后可以完全恢复到怀孕前的状态。

像这样迅速变化的身体,如果稍微做出一些努力,会怎么样呢?即使平时花费 1 年也无法实现的改变,可以在生产后的 2~3 个月内实现。

分娩不久的妈妈们,即使完全没有运动也不需要担心,只要从能运动的时候开始,一点点跟着做就可以了。虽然需要的时间和努力多一些,但是只要坚持下去,就能塑造出比分娩前更加健康、美丽的身体。如果您是分娩后没法进行身体管理的产妇,那么现在就是矫正身体的绝佳机会。

更加令人惊讶的是,每天只要 15 分钟左右的轻微锻炼,这所有的一切都将成为可能。孩子在出生后的 3 个月里,每天大部分时间都在睡觉,从而实现成长和发育。这时候产妇们能抽出一些时间自由支配。请学会充分利用这些时间,因为一旦孩子学会爬行和站立,妈妈就很难有时间运动了。

如果妈妈们害怕怀孕和生产会导致身材走样,身材难以恢复到怀孕前的状态,那请不用担心!

对于女人们来说,男人们一生中都无法享受到的最佳减肥时期来了,只要付出些许努力,就能取得难以置信的效果,请绝对不要错过这段黄金般宝贵的时期!

产后肥胖的最主要原因是
错误的产后调理

"怀孕后增长了差不多 20kg 体重,现在生完孩子已经 6 个月了,但体重仍旧没有太大变化。生产之后减掉了 3kg 左右,然后一两个月之内又减掉了 3kg,之后体重又重新增加了。为什么体重又会重新增加呢? 结婚前不怎么长肉,看来是生完孩子体质发生了改变。"

真的如这位郁闷的产妇所说的那样,是体质改变了吗? 为什么逐渐减去的体重又重新回来了呢?

一般情况下,产妇们认为分娩后,即使不特意减肥,也会在一定程度上恢复体重。但是真的生了孩子之后,产后调理并不像预想的那么顺利。为什么会这样呢? 难道真的是因为怀孕会导致身材走样吗?

事实上，分娩之后不需要特意减肥。一般来说，怀孕后体重会增长 12kg，生产时则会减去 5~6kg，分娩后 2~3 周内又会减去 3~4kg，到孩子百天的时候，大部分妈妈的体重会恢复到怀孕之前的状态。

经常有妈妈们进行产后减肥、运动，利用桑拿排汗，还有人吃利尿剂。但是生产之后就算只是睡觉，汗也会被大量排出，小便也会大量增加。孕期生长速度极慢的手指甲和脚趾甲也会快速生长，头发也会脱落并且重新长出，这便是怀孕时自动开启的胎儿保护母体系统解除的现象。怀孕期间的体内细胞在此时脱落排出，新的细胞充斥体内，新陈代谢旺盛。体内的废物排出，新陈代谢顺畅，按照常识，减肥应该非常容易。但是大约 40% 的产妇都宣称体重无法恢复。

首先我想问大家一个问题：大家觉得产后应该如何调理呢？或者大家是如何调理的呢？

"产后身体虚弱，如果运动的话容易得产后综合征，以后会很辛苦，所以我几乎都是躺着的。"

"我吃了海带汤、南瓜粥、鲤鱼汤、牛骨汤等有营养的食物，要好好补充体力，身体才能快速恢复。"

"婆婆在家为我做了一个月的产后调理餐，我只在房间里母乳喂养。"

为什么体重增加，或者为什么体重没有减少，答案和是否分娩好像没有关系，而是因为和消耗相比，摄取的过多。比起消耗掉的热量，摄取的热量过多，体重自然会上升。虽然听起来很残酷，但分娩后体重难以恢复不是因为怀孕导致的身体走样，而是因为几乎不活动，并且摄取高热量的补品导致的。

很多人认为理所当然的产后调理其实并不正确。虽然不知道产后 3 天内避免下地活动的这种老式产后护理是否有必要，但现在看也大可不必如此。因为现在大部分的疾病是因为过度饮食却鲜少活动导致的。如今正确的产后护理是分娩后及早下地活动，一日三餐清淡饮食，来代替油腻的补品。

"如今正确的产后护理是
分娩后及早下地活动，
一日三餐清淡饮食，来代替油腻的补品。"

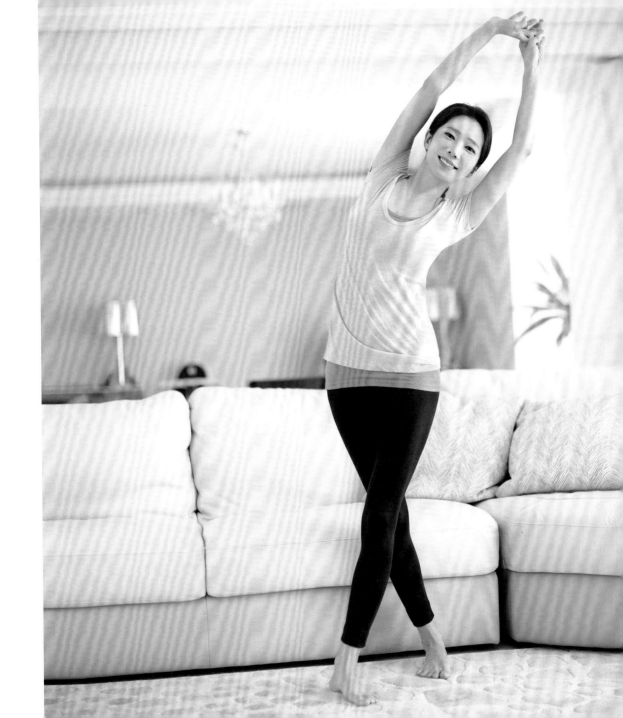

活动越早，
恢复越快

"虽然想运动，但是距离分娩还没过 3 个月，好像有点说不过去。"

很多产妇都有类似的担心。她们觉得如果产后逞强活动的话，这辈子可能都会被产后综合征困扰。

产妇们最担心的问题就是产后综合征了。一旦出现产后疼痛，产妇们便会担心是否患上了产后综合征，从那之后就更加小心谨慎。她们往往不活动，只躺在床上休息。但是事实上我们经常说的"产后综合征"是分娩后身体恢复过程中出现的正常的疼痛症状，它并不是我们担心的身体某个部位出现了异常的表现，也不是身体将要出现异常的前兆。

怀孕 5 个月左右，身体会开始分泌一种叫做"松弛素"的激素，这种激素能使全身的韧带松弛,在分娩期引起骨盆韧带、耻骨联合的松弛和子宫颈的扩张,以利于胎儿通过。虽然它能使骨盆关节变得柔软,对分娩有利,但它不仅仅只作用于骨盆部位,而是作用于全身的关节和韧带。当然生产过后松弛的骨骼也不能一日复原,大概需要 6 个月的时间才会慢慢恢复原状,而在这个过程中便会产生疼痛。

当然在韧带、关节脆弱的情况下,突然给关节施加过大的力量,容易产生问题,但是也没到无法进行日常活动的程度。所以我想建议大家:请放下对产后综合征的担心,赶紧开始恢复日常活动。因为越早活动,恢复越快。

如果说产后应该尽快开始运动,那么很多产妇首先会联想到健身、普拉提、登山之类的运动。没错,这些都是有利于维持身体健康的运动,但是,这些并不是改善产后身体状态的运动。由于怀孕时减弱的体力和走形的身材,使关节变得十分僵硬。想要恢复关节的柔韧性,从轻微的伸展运动开始做起就可以了,不需要进行激烈或者吃力的运动。

举个例子,比如说"呼吸运动",生产之后进行呼吸运动非常好。呼吸也能成为运动,是不是难以置信呢?怀孕时腹部突出,腰部向内凹陷,这样的体形变化会使呼吸短促。通过产后

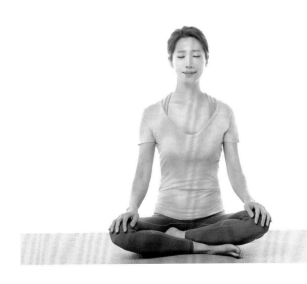

呼吸运动,经常活动横膈膜,能够促进血液循环和体循环,腹部能自然恢复,浮肿也会消失,所以说呼吸运动才是分娩后促进身体快速恢复的基本运动。如果想在分娩后尽快恢复身体状态,有空的时候就试试呼吸运动吧。虽然很简单,但效果不容小觑!

产后最佳运动：

伸展运动

　　有很多的产妇会抱怨浑身疼痛无力，别人看起来都很好，好像只有自己一个人很累，常会感到忧郁。但是生完孩子后，身体疼痛无力是正常的现象，不疼才奇怪！

　　有很多人问我："医生，你有两个孩子，还要在医院出诊，那你有时间运动吗？"

　　事实上我和大家并没有什么不同。育儿和工作同时进行，很难抽出时间运动。所以我会充分利用空闲时间做伸展运动。早上起床后做10~20分钟，午休间隙也会做。虽然时间不多，但是一直坚持下来，对体力的恢复和体重的下降都有很大的帮助。有时太累了，连手指头都不想动，也有时太生气了，气得头上冒烟。即使这种时候我也坚持做伸展运动，做完之后既恢复了体力又让自己平静了下来。

伸展运动对缓解产后抑郁症也有帮助。没有产妇分娩完会感到十分幸福。生产完后，一天内产妇就经历了从女人到母亲的变化。为了孩子要放弃很多东西，因此会感到失去了自我。如果连外貌都恢复不了的话，抑郁症则会更加严重。这时如果试着做伸展运动，不仅心情会好转，状态也会好转。

疲惫没有气力的时候做做伸展运动，肌肉细胞受到刺激，肌肉力量就会增加。做伸展运动会让人感觉到畅快，这不仅仅是感官上的，而且还是真实作用在我们身体上的。

另外，浮肿也是让产妇们感到烦恼的症状之一，伸展运动对消除浮肿也十分有帮助。如果早晨起床后浮肿严重，可以在牛奶里加点儿香蕉进行搅拌，喝点香蕉牛奶并做做伸展运动，香蕉里含有丰富的钾，有利于消肿。按这种方法去做，浮肿自然会消失，这也是我临产时没有浮肿的秘诀。

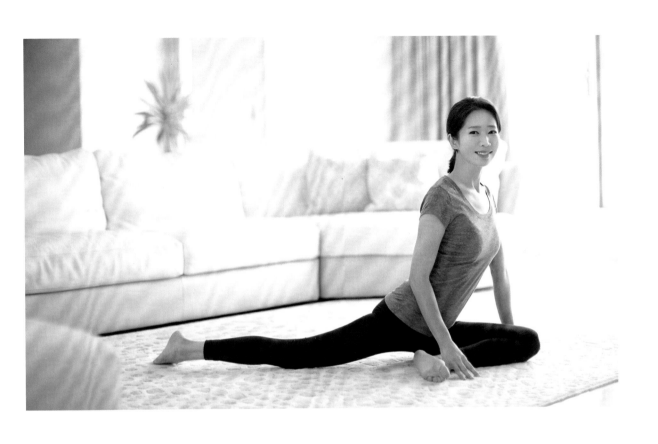

"身心疲惫的时候，试试每天做
5~10 分钟的伸展运动吧。
伸展运动对产妇来说真的是非常好的运动。"

恢复妊娠期
变弱的体力

　　怀孕前就算不特意运动也会充满活力，但是生完孩子后，有许多妈妈反映，不仅仅是腹部长赘肉，全身都会长赘肉，并且下垂。确实会这样，因为怀孕后运动量减少，所以肌肉力量会减弱，皮肤弹性也会下降。

　　就算是平常喜欢运动的人，一旦怀孕，除了散步以外也无法做其他高强度的运动。活动量和运动量减少，自然会导致皮肤弹性下降。特别是怀孕后，皮下脂肪堆积到腹部，脸部和手足的皮下脂肪会变薄，所以也会导致皮肤弹性下降。

　　仅仅皮肤弹性下降并不会导致严重的健康问题，但是骨骼松弛却是个问题。虽然大家很容易认为人能直立是因为骨骼的缘故，但其实并不是这样。骨头无法凭一己之力维持直立，而是需要肌肉牢固的支持。比起全身上下突起的大块肌肉，附着在骨头上的"内部肌肉"更为重要。但是随着怀孕期间全身体形发生变化，内部肌肉变弱，关节和韧带由于松弛素的缘故变得松弛，身体可能会出现各种不适。而且诸如此类的变化可能会持续到分娩之后。

"每天跟在翻滚、爬行、渐渐长大的孩子身后，浑身上下没有哪里是不感到疼痛的。生孩子前觉得自己体力还不错，而且因为年轻觉得挺自信的，但是没想到会这么累。"

这是产后因为体力不支而感到育儿过程十分辛苦的妈妈所说的话。孩子出生后 100 天体重会增长到出生时的两倍。要想轻松抱着体重翻倍的孩子，妈妈的体力也要赶紧恢复才行。我认为健康最重要的条件就在于"肌肉"。

如果说生产后体力恢复很重要的话，大部分人会想到能使肌肉增长的运动，还会联想到在健身房吃力地举着杠铃、哑铃的男人。对大家来说重要的内部肌肉并不是我们表面所能看到的大块肌肉。支撑着关节的肌肉位于深层且十分微小，肉眼无法看到，所以不需要举很重的东西，也不需要喝蛋白质饮品来增长肌肉。只要按照这本书教的动作来做，内部肌肉力量就能充分恢复，大家也能成为美丽、健康的妈妈。

让你健康、美丽、幸福的
15分钟运动

　　不是做什么运动都可以使身体复原的，而是要配合着身体变化的过程，逐步恢复，恢复速度与运动强度和运动刺激部位密切相关。

　　生产之后感到全身不舒服，没办法说出具体哪里疼痛。会阴部或者手术部位疼痛、乳房肿胀、恶露排出，全身沉重疲倦，容易做梦，就算不动也会出汗。要恢复正常，我们的身体会自己做出努力，如果同时配合轻微的伸展运动来锻炼肌肉，会有惊人的效果。3~4周以后开始做腹部运动，不仅能使腿部力量增强、代谢功能活跃、浮肿现象减少，肌肉的活力也会快速恢复。像这样，只有配合产妇的身体恢复过程，进行相应的运动，身体才能得到正常的恢复。

　　不久前我开办了产妇运动教室，那时有一位妈妈说了这样的话："怀孕前我的体重是 48kg, 临盆时增长到 64kg, 现在生完孩子 6 个月了, 体重是 58kg, 而且全身疼痛, 像我这样的身体还能恢复吗? "本来赘肉越多就越不喜欢活动, 而且运动起来会越吃力、越感到不适, 什么也不想做是完全正常的。虽然想重新恢复孕前苗条的身材, 但是在挑战之前总感觉能量不足。我非常理解这种心情, 但也会感到非常遗憾。

为了恢复到从前健康美丽的模样, 你需要突破自己的 "决定性瞬间"。只要克服了这个坎, 接下来的事情都会顺利进行。

"开始就是成功的一半", 请从今天开始试试看吧!

这本书介绍了从分娩之后起到产后 6 个月不同时期的运动, 但是也并非一定要在此期间。从来都没运动过的人在分娩 4 个月后, 进行适合产后 4 个月的运动, 会因为太累而想要放弃。在产妇运动教室也有产后 6~8 个月的人, 即使做运动量小、次数不达标的肌肉恢复活动, 做起来仍然很吃力, 这是因为身体没有按照产后的月数进行恢复的缘故。

如果是一次也没有运动过的人, 只要从推荐的分娩后运动开始做就可以了, 如果不怎么费力的话, 就进行下一个阶段的运动, 如此, 慢慢地跟上来就可以了, 这样身体才能没有负担、健康地恢复。

分娩 6 个月以后, 妈妈们的身体状态和一般人没有什么差别。从分娩之后起就开始适当地做运动, 身体会逐渐恢复。从产后 6 个月开始, 无论做什么运动都会恢复到很好的状态, 所以从这时起, 为了真正地强化体力, 运动强度应该有所增加。要想塑造漂亮的身形, 就要好好锻炼肌肉曲线。如果有想特别塑形的部位,

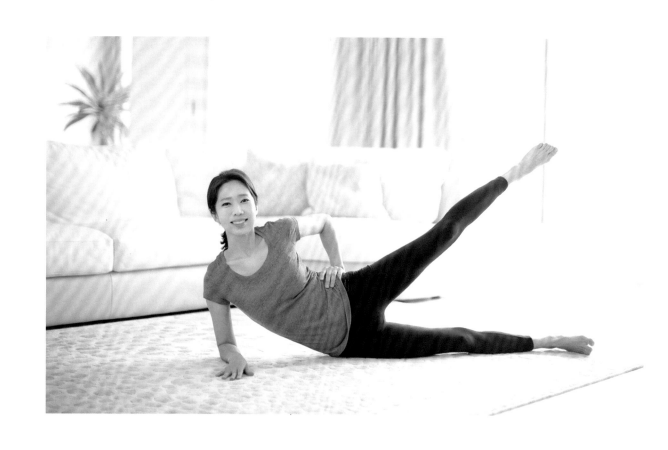

"为了恢复到以前健康美丽的模样，
你需要能突破自己的'决定性瞬间'。只要克服了这个坎，接下来
的事情都会顺利进行。"

产后 6 个月就可以正式开始各个部位的运动了。

请把健康恢复,并且让别人惊讶地问"你是什么时候怀孕的?"作为目标。并不是减轻了体重就等于恢复了健康,请从内部开始好好调理,变成美丽健康的妈妈,这也是让妈妈和孩子都变得幸福的基本方法。

在孩子一岁时,有些妈妈会进行 1~2 个月的短期速成减肥或者吸脂,像这样短期改变体形的方法是不正确的。虽然外表上有瞬间的变化,但是身体状态会比之前更加糟糕。

孩子越长大，
妈妈越要健康

"我以前有腰椎间盘突出，后来慢慢好转，在 23 岁的时候怀孕了。妊娠反应结束后开始没有顾虑地大吃大喝，最后体重增加了 20kg，本来以为马上就能减下来，但是有 10kg 怎么也减不掉。我的腰没有办法承受 4kg 重的胎儿，于是我躺了很长时间，想着可能会好点，结果孩子 8 个月的时候疼痛再次来袭。不仅仅是腰部，从骨盆到膝盖都感到像撕裂一样疼痛，药也吃了，也接受了治疗，但是都没有用。"

分娩后真正的疼痛问题是在孩子出生后 6 个月开始的。妈妈最需要体力的时候是在产后 8~10 个月。孩子的好奇心每天都会增长，活动量也会增加，但是没办法走路，所以总需要让人抱着。8~9 个月的孩子会比较重，想想看，抱着、背着这样的孩子会怎样？孩子会越来越大，妈妈的身体也会被痛症困扰。

方法只有一个，那就是塑造能承担孩子体重的好身体！

看外国明星们的照片可以发现，妈妈们都用一只手臂把孩子夹在腋下走路。维多利亚·贝克汉姆和米兰达·可儿都是如此，即使她们身材非常瘦也能单手把孩子夹在腋下走路，这是普通妈妈们想都不敢想的事。就算两只手抱着也很吃力，怎么才能单手抱着体重超过 10kg 的孩子呢？

欧美女性比亚洲女性骨盆更加宽大和结实，基础的肌肉量更多。维多利亚·贝克汉姆和米兰达·可儿虽然都很瘦，但是并不干瘪。一看就知道是经常运动的，身材非常结实。

如果直到产后 6 个月体力都无法恢复，那么以后很可能会出现难以承受的痛症。整天都陪在孩子身边，没有时间运动，过了 6 个月就更没有闲暇的时间了。等孩子开始走来走去的时候，一刻也不能离开自己的视线，而且从断乳期开始会更忙，所以利用孩子乖乖睡觉的时间来锻炼吧！孩子出生后的 3 个月内，每天平均要睡 18 个小时。喂奶之后孩子睡着了(请不要一起睡)，试试看，在旁

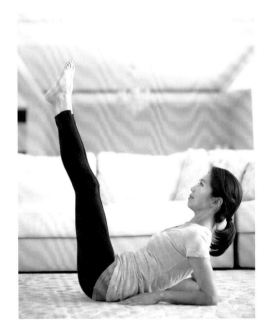

边做 15 分钟的运动吧。要是过了 6 个月的话，身体不再分泌松弛素，那么变形的身体恢复起来时间就会更长了。

妈妈们想让自己孩子幸福健康成长的心都是相似的。如果妈妈们身体不适，就没有办法幸福地养育孩子，那么请在现在行动起来赶紧运动吧！

"方法只有一个，
那就是塑造能承担孩子体重的
好身体。"

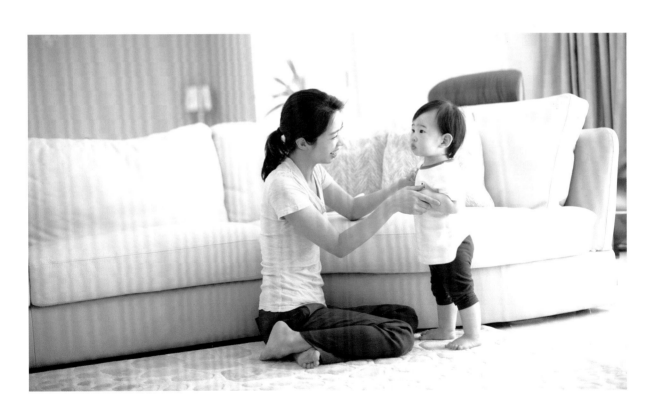

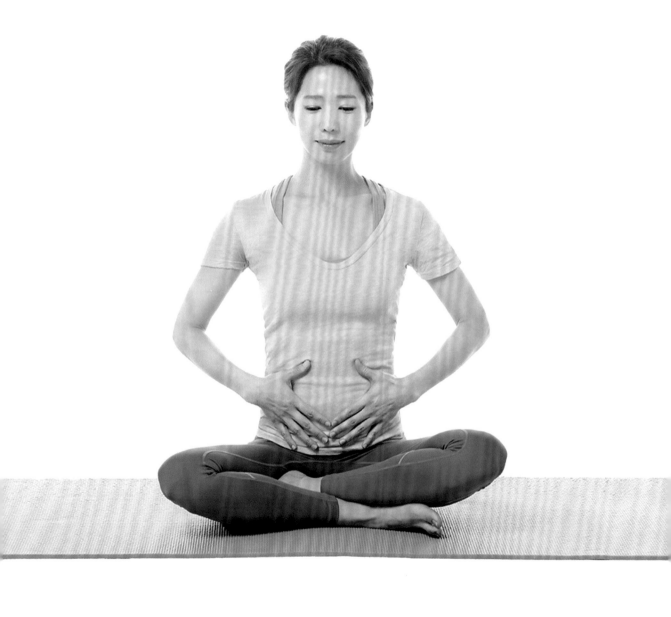

产后减肥
核心
在于骨盆

　　骨盆位于身体的中心,做矫正骨盆的运动,有利于身体循环,不仅浮肿会随之消失,体重会减轻,疼痛也会自然消失。产后体内废物排出后,骨骼和关节会重新调整,如果好好利用这个时期,无论是矫正骨盆还是减轻体重都能轻松实现。

产后体形变化的
最大原因

我想起了 39 岁生完第一个孩子后，仅仅过了三周我就回医院上班了。做了剖宫产手术之后我在医院待了 5 天，然后在产后护理院待了两周，接着一回家就开始上班了。医院事务太多，以至于无法休完一个月就必须上班。上班那天早上，我受到的冲击至今难忘。怀孕期间增长了 12kg 的体重在 3 周内就减掉了 10kg，但是怀孕前的裤子再拿出来穿的时候，却发现穿不上了。

体重几乎恢复了原状，我以为以前的衣服也都能穿了，但事实却并非如此。身为体形矫正专业医生的我忽视了这是第一次生产的事实，也就是经历怀孕和生产后骨盆会发生变化。

体重恢复不等于体形恢复。

体重是体重，但是如果骨盆不复位就不算真正恢复。

老人们常说："看背影就能知道一个女人有没有生过孩子。"

这话不假。经历怀孕和分娩，变化最大的部位就是骨盆。临产时产道的直径约 10cm，骨盆前方的耻骨也会变宽，臀部后面的骶骨会向后推移，位于骨盆下方的左右坐骨之间也会变宽。身体出现这样的变化，不仅仅是骨盆，连周围的肌肉也会受到损伤。通过产后调理等方式进行骨盆管理，不仅恢复十分缓慢，而且大部分会因为出现变宽和错位现象而变得僵硬，这也是大家在分娩之后感到身体发生变化的最大原因，换句话说就是骨盆变宽、臀部肥大。

但是比起少女们，产妇们也有着独特的优势，那就是松弛素。为了让松弛的韧带和关节复原，一直到产后 6 个月，身体都会持续分泌松弛素。这时只要稍加运动，骨盆复原就不是难事，甚至还能一次性解决怀孕前的体形问题。所以大家应该好好地利用这一时期，借助松弛素的力量，更加轻松地改善产后变形的身体。

从医学上说，分娩后需要恢复的肌肉有两组，一组是腹肌，一组是骨盆底肌群。怀孕期间腹部变大，位于腹部中央的腹直肌会向左右分开。腹直肌是连接骨盆和胸廓非常重要的肌肉，生产后会变得非常松弛，不赶紧恢复的话，不仅仅腹部赘肉会增加，骨盆也会变形，导致身材走样和出现腰痛的症状。和腹直肌一样，分娩后骨盆下方的骨盆底肌群也会损伤和松弛，如果不矫正松弛的骨盆底肌群，就很难摆脱骨盆变宽、臀部肥大的身材。

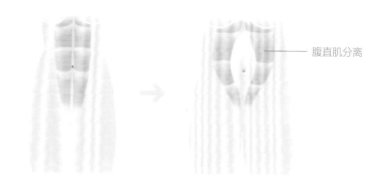

腹直肌分离

怀孕前→怀孕后

从我穿不上裤子、受到打击的那天起,我就开始了骨盆矫正运动。在医院工作的同时,我会趁着午休时间自己在运动室运动,在家也会早晚进行 10~20 分钟的伸展运动。生老二时也是生产 3 周后就回去上班了,这次能成功穿上怀孕前的裤子了,这是因为牢记生老大时的打击,生产后马上就开始骨盆矫正运动的缘故。

如果只是单纯地将恢复到孕前体重作为目标,那么不需要过度的产后调理也可以。但是就算体重恢复了,身材也不会恢复。请牢记骨盆才是核心!

产后疼痛和身材管理，
从骨盆开始

　　怀孕期间变化的不仅仅是骨盆，为了保护腹中的胎儿，体形会出现整体的变化。腹部凸出，背部弯曲，肩部和腰部向前凸起。为了稳住身体重心，上身会后倾，腰部可能会过度屈曲。腹内的空间变宽，膝关节内翻，这样的话腿部就会发生变形，走路时变成八字步。我也是这样，虽然是体形矫正专业医生，但是肚子凸起，"一"字型的腿变成"O"型，步态也变成了八字步，不管怎样努力都无法并拢膝盖走一字步。

　　如果生产后内翻的膝关节没办法恢复原状，这辈子可能都会被膝盖疼痛所困扰。如果什么都不做，对变形的膝关节置之不理，恢复可能会需要很长的时间，或者无法恢复的情况也有很多，这也是为什么女性比男性更容易被关节炎问题所困扰的原因。

因为疼痛症状来医院就诊的产妇们临床表现各不相同,有的腿部内翻,有的背部前屈,还有的脊柱侧弯,但是她们都有一个共同的现象,那就是腰椎前凸。想想看,孕妇的体形是不是肚子向前凸起,上身向后倾斜,脊柱维持着"S"型曲线,如果曲线过度就会引起腰椎前凸。生完孩子后"S"型曲线理应慢慢恢复正常,但是如果生产之后仍维持怀孕时的腰椎前凸状态,腰部疼痛就会发生,甚至一辈子都无法恢复。因此在产后6个月内要赶紧矫正腹肌和腰椎。

骨盆位于身体的中心,做矫正骨盆运动,有利于加速体内循环,不仅浮肿会随之消失,体重也会减轻,疼痛自然会消失。产后体内废物排泄旺盛,骨骼和关节都在进行重新调整,如果好好利用这个时期,无论是矫正骨盆还是减轻体重都能轻轻实现。实际上由于疼痛的缘故,接受体形矫正治疗后体重也会自然而然地下降。就算没有特意减肥,也会减掉2~3kg,这都是很常见的现象。不仅仅是单纯地减重,测量身体成分时可以发现肌肉含量也会增加。

畅通无阻的高速道路和蜿蜒曲折的道路相比,哪一条路更为顺畅呢?我们的身体也是一样。骨盆偏离原位的话,血液和淋巴被滞留,所以导致浮肿严重。如果骨盆部位的循环停滞,那么腹部和大腿的赘肉将很难消除,所以无论体重如何变化,都会感觉身材变差了。产后骨盆需要矫正,矫正骨盆不仅能减肥,疼痛也会随之消失。

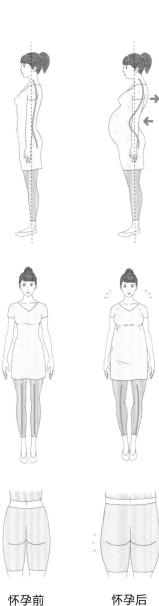

侧面

① 头部前倾

② 胸椎向后弯曲

③ 腰椎前凸

④ 骨盆向前倾斜

正面

① 肩部前倾

② 肩部上耸

③ 躯干变宽

④ 膝关节内翻，双腿呈"O"型

后面

① 臀部变肥大

② 大腿外侧赘肉增加

怀孕前　　　怀孕后

为忙碌的妈妈们，

准备超简单、高效的骨盆运动

　　如果说通过运动可以矫正骨盆，那么最常听到的提问就是："骨骼已经弯曲了还能矫正吗？难道不用去医院接受治疗吗？"

　　骨骼一旦停止生长就会变硬，所以没办法大幅度改变骨骼形状。但是骨骼的位置却是可以改变的。只要改变附着在骨骼上的肌肉就可以了。肌肉是像丝袜一样可以伸缩的神奇组织，如果附着在骨盆和腰椎的肌肉一边短一边长会怎么样呢？骨盆会脱离原来的位置。这时通过伸展运动拉长变短的肌肉，通过体力运动使增长的肌肉结实地缩短，那么骨盆就会回到原位了。

　　因此，产后进行的体力运动并不是塑造能看得见的表层肌肉，也不是塑造肌肉大小的运动，而是恢复肌肉机能的运动，是使怀孕期间闲置的体内深层肌肉重新开始运转的运动，所以请不用担心诸如一下子开始剧烈运动关节是否会难以承受，或者肌肉变大是否会显得更加壮硕等问题。

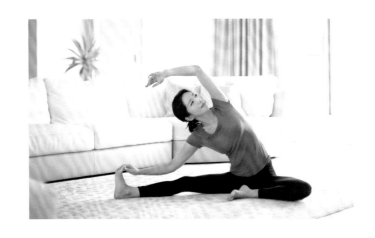

虽然我在网络上上传了针对产妇的矫正运动视频，但是还是会有人担心。她们受好奇心的驱使，做了一两次运动后就说："看来我不行！"然后考虑是否要放弃。附着在骨盆和腰椎的肌肉群，在怀孕的9个月或者更早之前机能就已经慢慢减弱了，所以没办法一劳永逸，只有坚持反复运动才能取得效果。

骨盆矫正的效果和减重不一样，取得的效果不像减重 10kg 或者腰围尺寸减小 8cm 这样明显，而是骨盆疼痛或者腰痛渐渐减弱，直至某一天疼痛消失。内翻的双腿重新变回"一"字型，上身后倾，腹部回缩，像从前一样重新变成漂亮的"S"型曲线。

请不要相信周围人所说的，只要生了孩子，腰疼就会好。而是生产后尽早为矫正骨盆而努力，伸展附着在骨骼上的肌肉群，做轻微的运动就完全够了。就算不去体形矫正专科医院，也可以自己在家做。所以不要苦恼，请认真完成下一章介绍的运动。

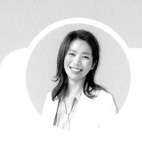

Q&A 向金修然医生提问

问题：生完孩子已经 3 个月了，身体还是不太好，我该如何运动呢

答案：所谓身体恢复指的是恢复到产前的身体状况。即产前身体状况如果有 50 分的话，生产后 3 个月也不会超过 50 分，也就是说并不是因为分娩而导致身体状况变差，而是身体状况从一开始就不太好。如果比别人的身体恢复速度慢，或者伴随着疼痛的话，就需要付出更多的努力。如果不运动，就会更加没有精力。现在不是需要产后调理的时候，而是要开始适当运动的时候。如果生完孩子 3 个月了还是感到很费力，那么就试着做这本书中介绍的"产后运动"吧。

问题：这本书里介绍的运动应该做到什么时候呢

答案：一直到生完孩子 6 个月为止，都应该坚持做。由于松弛素分泌的缘故，这一时期很容易矫正骨盆，但也容易再次变形。不仅如此，在进行母乳喂养或者哄孩子睡觉时，身体很容易向一侧倾斜。只要坚持骨盆矫正运动，就可以使骨盆周边的肌肉变得结实，就能有效防止体形走样。在人的一生中，身体会根据生活习惯而变化，所以即使暂时恢复也不能掉以轻心，试着让骨盆矫正运动变成你的习惯。6 个月之后，再根据自己期望的身材，开始各个部位的运动就可以了。

问题：剖宫产会使骨盆变形减轻吗

答案：通常大家都会觉得剖宫产手术会比自然分娩更容易导致身材走样，但事实并非如此。骨盆的变形并不是生产时突然发生的，而是怀孕期间逐渐改变的。虽然自然分娩后，当天就可以走路，恢复得很快，而剖宫产手术由于手术部位的缘故行动受到制约，看似自然分娩更有利于产后减肥。但是生产一个月过后，自然分娩的产妇和剖宫产产妇情况相似，从结果来说差异不大。

问题：听说产后 6 周以内不能运动或者减肥

答案：通常生产过后到产后第 6~8 周被称为"产褥期"，行动需要多加注意，但是这并不意味着什么都不能做，只躺在床上休息。只要不是"过度的减肥"就可以了。一整天饿着肚子或者做 3~4 小时的高强度运动或者只吃一种食物来减肥，这些都叫做过度减肥。前面提到过，生产之后新陈代谢速度加快，体内废物也大量排出，只要不吃大补的食物就能自然而然地减肥。该书介绍的运动是以减肥为目的、以矫正骨盆为中心的正确的、渐进式的产后运动，强度不高，能帮助产妇们塑造健康的身体。

答案：对，没错。母乳喂养不仅有利于孩子的健康，还有利于妈妈的健康。孩子吮吸母乳时，妈妈的身体会分泌催产素，这种激素能帮助收缩因生产而增大的子宫，有利于产后妈妈身体的恢复。母乳喂养还能降低乳腺癌和骨质疏松的发病率。

　　母乳喂养期间妈妈的情绪状态非常重要，因为妈妈的激素状态会直接传达给孩子。所以母乳喂养期间妈妈应保持良好的心态。如果妈妈有太多的压力，可能会导致无法分泌乳汁，妈妈太过劳累时进行母乳喂养，孩子可能会哭或者闹觉。

问题：生产 6 个月之后，进行骨盆矫正是否会困难

答案：并不是。当然会需要稍微多一点的时间和努力。体形矫正专科医院进行的骨盆矫正治疗主要内容是教会患者适当的运动和正确的生活习惯，这也是患者来医院的主要目的。唯一不同的是，医院会辅以特殊机器治疗或者电疗等治疗方法，从而在短期内看到效果。

　　要改善骨骼位置，需要肌肉反复收缩，所以唯一的好办法就是运动。虽然运动一次可能没有什么显而易见的效果，但是每天 10 分钟，坚持一周的话，就能发现"身体发生了好大的变化呀！"

问题: 产后运动太早是否会得产后综合征

答案: 产后出现疼痛是谁都会经历的。从怀孕后开始,随着关节或韧带变弱,产后疼痛就会更加严重。如果附着在关节的韧带或者肌肉力量不足的话,产后疼痛可能会变成慢性疼痛。产后疼痛不是由于运动导致的,而是由于不运动,不运动才会变得更加严重。如果担心产后综合征,产后就应该积极进行锻炼。

问题: 产后如何饮食才能有效减肥呢

答案: 分娩后饮食并没有什么特别的,一日三餐有规律地均衡饮食即可,这虽然是老生常谈、人人都知道的常识,却是最重要的。在育儿期,想要规律饮食似乎很困难,但是如果两餐之间隔的时间越长,暴饮暴食的几率就越大,身体就会吸收过量的热量。这种饮食习惯是导致我们身体老化的重要原因,因为暴饮暴食会使身体内的活性氧增多,从而导致身体老化。所以一日三餐有规律地均衡饮食很重要。请不要在丈夫下班后一起吃夜宵哦!

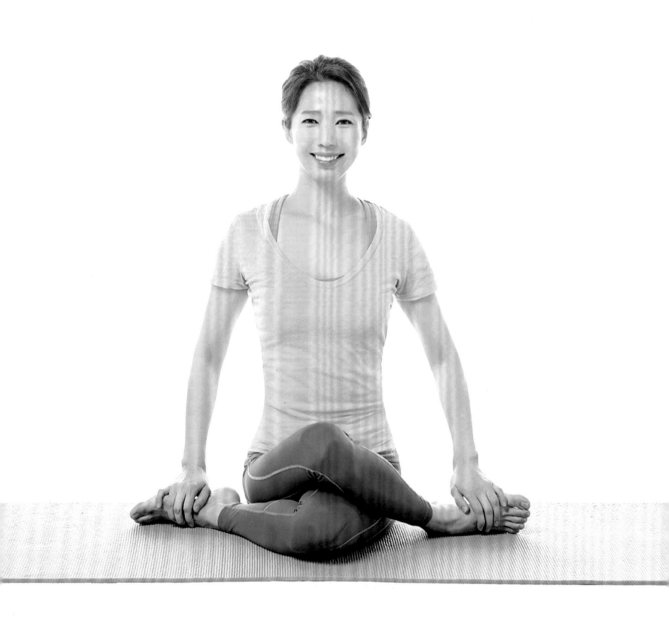

帮助身体快速恢复和减重

不同时期的
产后骨盆
减肥

产妇们对分娩后的身体活动都会感到担心。但是从现在开始介绍的运动对身体来说一点负担都没有,因为这些运动都是考虑到产妇的身体状况,帮助她们简单快速地恢复身体的动作。每天 15 分钟,坚持下去就能塑造美丽而又健康的身体。

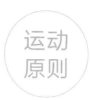

运动原则

1　关节活动范围逐渐增加。

2　每个人能达到的极限不同,每当觉得"好累啊,感觉没办法坚持了"的时候,请最后再做一次。

3　每天早晚做一次,越多越好。

4　每次运动 15 分钟。

5　动作开始前,用鼻子吸气,动作开始时,用嘴呼气,发出"呼"的气息。边运动边深呼吸,使肌肉的机能正常化。

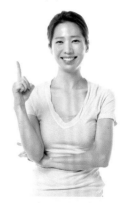

产后 1~7 日

越早开始运动，恢复越快

生完孩子后首先要做的是恢复体力。大部分的产妇认为不活动身体，只躺在床上就是产后调理，但是为了恢复体力，促进新陈代谢，最好尽快活动身体。

我生完孩子没几个小时，护士就开始督促我活动身体。他们并没有考虑我当时有多痛，就说"请侧躺试一试""请试着走走路"之类的话，实在是让人生气。护士或者家人总是让我活动身体，虽然也会生气和郁闷，但是该活动还是要活动。

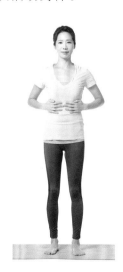

自然分娩后 24 小时内，剖宫产后 48 小时内，需要下床行走，帮助身体恢复。如果凭借自己的力量走路有些困难，可以通过绑腹带或者扶着走廊把手辅助走路。虽然痛到不想走路，但走了之后你会发现疼痛在渐渐减轻。这样不

仅能促进血液循环和淋巴循环,还能减少浮肿和帮助子宫收缩。所以不要郁闷,快点儿为走路而努力吧!

产妇们都会对分娩后活动身体感到担心。但是从现在开始介绍的运动对身体来说一点负担都没有,因为这些运动都是考虑到产妇的身体状态,可以帮助她们简单快速地恢复身体的动作。特别是生产后的第一个月,自然分娩和剖宫产的恢复状态不同,所以运动的方法也是具有针对性的。

生产后的第1周,自然分娩的产妇们由于会阴部的伤口很难坐下,而剖宫产的产妇们由于腹部开刀,造成腹部缺少力量。所以这一时期以放松全身的关节和肌肉、帮助消除浮肿和促进血液循环的伸展运动为主。针对剖宫产的运动则主要以不需要腹部力量的动作构成。

产后 2 周 ~30 天

根据身体状态，
慢慢开始体力恢复运动

　　我们的身体在生产 1 周之后会恢复很多。这时可以做一些简便的家务活,在某种程度上能够进行正常生活。如果是做完剖宫产的产妇,除了腹部没有力气之外,和自然分娩的产妇并没有多大差别。

　　过去的一周以伸展运动为主,放松全身的关节和肌肉,促进血液循环和淋巴循环。从现在起需要渐渐开始做肌肉恢复的运动。肌肉要强健,血液和淋巴循环才能更顺畅,才能消除浮肿,更快恢复。

　　体力运动并不需要在健身房做力量训练。比起第一周的动作,稍微增加一点肌肉力量即可。做过剖宫产手术的产妇们,可以从简单的腿部和臀部体力运动开始恢复腹部力量。如果

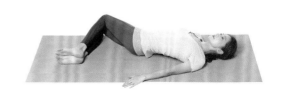

手术部位尚未完全恢复，肌肉还没有力气的话，可以分几次多走走。

　　开始母乳喂养后，背部、肩部或者手腕部的疼痛可能会更加严重。由于刚开始姿势不熟悉，出现疼痛也是自然的。像这样的情况，配合PART4介绍的疼痛缓解运动一起练习会有很大帮助。这时候是不能过度使用关节的时期，所以应当尽量避免做手腕或脚踝承载身体重量的动作。

注意增强
因怀孕和生产而减弱的体力

产后一个月，无论是自然分娩还是剖宫产，会阴部和腹部的伤口都痊愈了。但是手术部位并没有完全恢复到从前的状态。这时需要配合关节和骨盆周围肌肉群的恢复速度，进行体力恢复运动，以此恢复因怀孕和生产而减弱的体力。

由于怀孕的缘故，腹部凸出，上身向前微驼，因此背部、肩部和腰部的肌肉都会弱化。特别是从怀孕中期开始，子宫迅速增大，位于腹部纵向位置的腹直肌向两侧分开，发生"腹直肌分离"的现象。如果腹直肌不分离的话，子宫就无法增大，所以为了确保子宫有增大的空间，腹直肌会纵向分离。

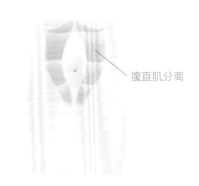

腹直肌分离

很遗憾，由于怀孕和生产而失去弹力的腹直肌并不会自动恢复。如果不做腹肌恢复运动,那么就算体重恢复,肚子上的赘肉也不会消失。要想腹部恢复力量,这时需要赶快进行腹肌运动。如此才能恢复从前结实的腹部。

如果生产时的体形一直持续到生产之后,身体可能会出现各种疼痛。想要孕期变形的体形复原,调整缩短或者变长的肌肉很重要。特别是在骨盆周边肌肉减弱的状态下,身体很容易变形。骨盆不平衡可能会诱发全身的疼痛,所以要通过运动使骨盆周边的肌肉变结实,矫正变形的骨盆。

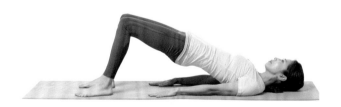

产后 51~100 日

为了恢复到怀孕前的体重，
要同时进行有氧运动

　　妈妈们总是非常关心孩子的 100 天纪念照，因为这是产后的第一次正式活动，所以想像怀孕前一样，展示苗条的身材。

　　如果坚持做了前面介绍的动作，那么这时候体重已经恢复了一大半，到孩子百天的时候，妈妈的体重将会和怀孕前相差无几，恢复到正常状态。因此，最好在分娩后的 100 天内调整减重速度。如果减重速度太慢或者怀孕时体重增长过多，那么请同时进行具有减脂效果的有氧运动吧。这一时期需要更多注意关节，所以比起过度使用膝盖的登山、长跑、跳绳等运动，平地快速走更为恰当。

　　这一时期身体已基本复原，所以运动时没有太大的限制。但是由于育儿尚不熟练，身体可能会出现疼痛症状，所以，可能的话建议每天做几次伸展运动和体能恢复运动。至于怀孕前完全不做运动或者肌肉骨骼出现疼痛的妈妈，由于肌肉更加虚弱，需要更加努力地运动。每天做几次，在时间和体力允许的情况下坚持做下去。这样不仅能恢复全身的活力，还能预防由于育儿产生的痛症。

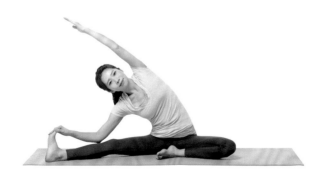

产后 100 天~6 个月

为了塑造更加美丽的体形，
开始肌肉强化运动

很多妈妈们说"生完孩子还不到 3 个月"，或者"生完孩子才 4 个月"，都还没有运动的念头，这是因为她们认为自己仍然处于产后调理期的缘故。

孩子百天以后，产后妈妈们和一般人的身体状况没有什么区别。如果仍然感觉身体不太好，说明怀孕前身体状况就不太好。如果产前的身体状况是 30 分，那么在孩子百天过后就算完全恢复到产前状况，身体依然是 30 分。所以说百天过后仍然感觉身体状态不好，或者恢复情况不好，现在是时候通过运动来获得健康的身体了，这样就能获得产前都无法实现的 100 分身体了。

如果说到产后 100 天都是身体恢复期的话，那么从现在开始，就是塑造完美身体的时期了。如果一直坚持运动到现在，那么身体状况肯定比产前更好。体力运动稍微增加一点强度，再结合伸展运动，就能塑造富有弹性的均衡身材。由于产妇的恢复速度、产前状态等因人而异，所以运动强度和次数可以根据个人情况进行调节。如果运动过程中自然而然地说出"太累了,好像要倒了!"这种话,说明你做得很好,维持这种状态,再多重复一次动作然后结束,就能看到效果,所以大家加油吧!

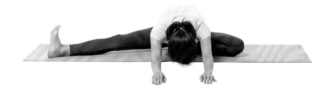

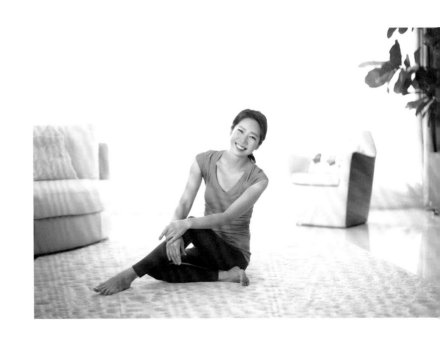

伸 展 肩 颈

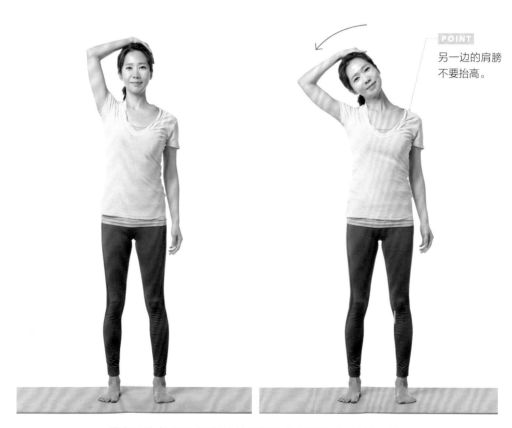

POINT

另一边的肩膀
不要抬高。

将右手放在头顶,缓慢拉伸颈部和肩部的肌肉,持续 5 秒。

怀孕时,除了骨盆之外,变化最大的就是颈部和肩部了。因为腹部凸出,肩部和背部就会自然弯曲,头也会向前伸出。生产后,如果这种状态持续到哺乳期,很容易发生疼痛顽症。产后每当空闲时,放松一下肩颈部的肌肉,不但可以矫正体形,疼痛也会随之减少。

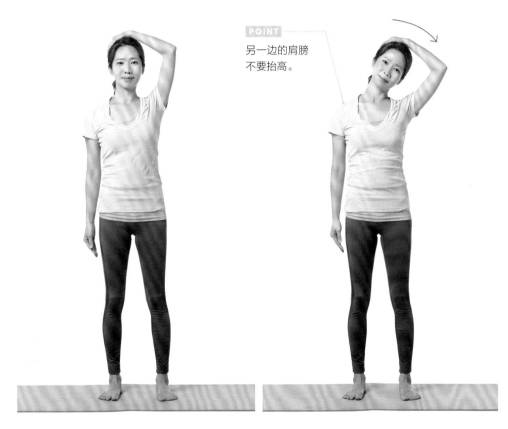

POINT
另一边的肩膀
不要抬高。

这次将左手放在头顶,向左下方缓慢拉伸,持续 5 秒。

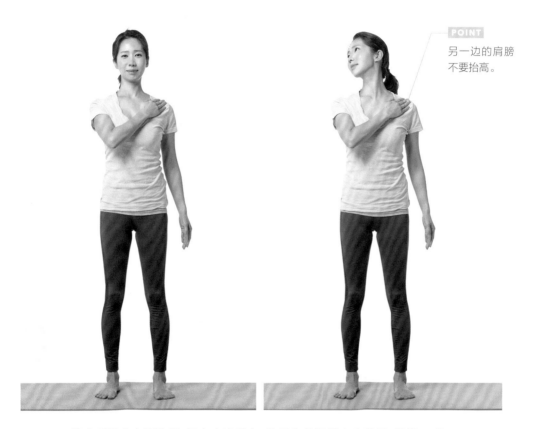

POINT
另一边的肩膀
不要抬高。

将右手放在左侧胸前,望向右肩后方,脖子向着视线方向伸展,持续 5 秒。

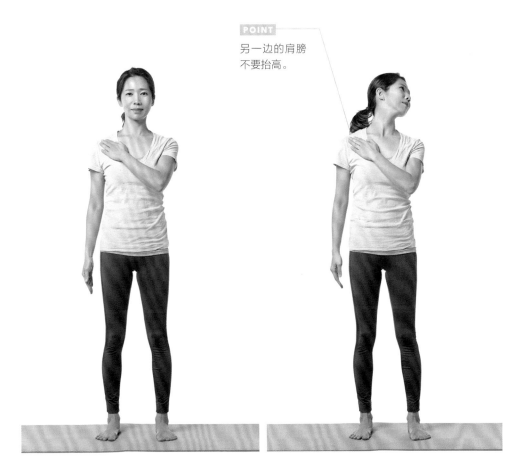

POINT

另一边的肩膀
不要抬高。

将左手放在右侧胸前,望向左肩后方,脖子向着视线方向伸展,持续 5 秒。

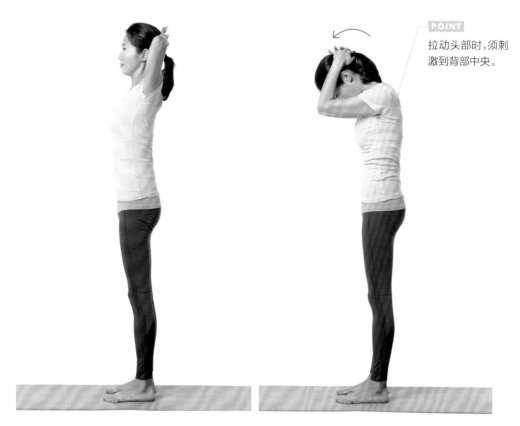

拉动头部时,须刺激到背部中央。

双手交叉置于脑后,双肘向前靠拢,拉动头部向下,拉伸颈后方肌肉,持续 5 秒,重复 3 次。

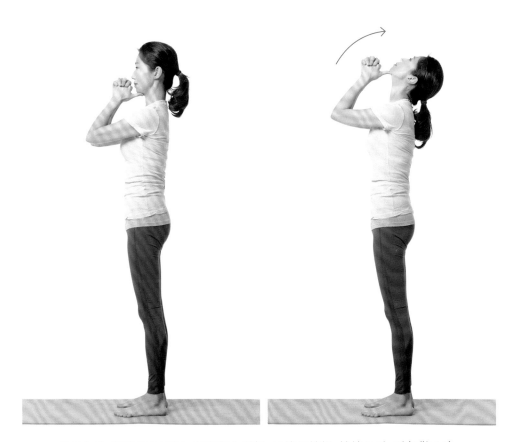

双手交叉，拇指托住下颌，拇指向上提起，拉伸颈前部，持续5秒，重复做3次。

站着呼吸

　　生产后最重要也是最基本的运动就是呼吸运动。它不仅能促进血液循环和淋巴循环,有效消除浮肿,还能帮助恢复腹部肌肉。如果操作得当,它将成为最佳运动。保持轻松的心态深呼吸,刺激肋骨间的肌肉群。

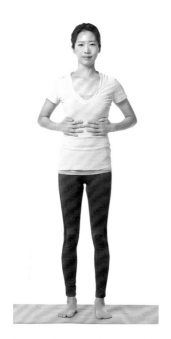

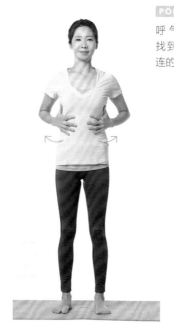

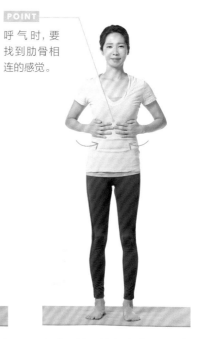

POINT

呼气时,要找到肋骨相连的感觉。

双脚与肩同宽,慢慢将双手放在肋骨表面。

深吸气至胸部膨胀,双手自然向外侧移动。

缓慢呼气,收紧身体,双手自然向内靠拢,早晚各做10次。

扭 转 手 臂

　　此动作能帮助放松肩部肌肉,扩大关节活动范围。伸展双臂向左右扭转的动作,不仅会刺激肩部至手臂的肌肉,还会刺激到胸部的肌肉,起到美化手臂线条、恢复胸部弹力的作用。

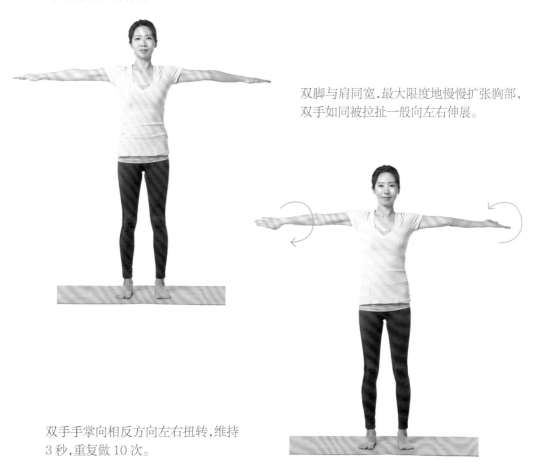

双脚与肩同宽,最大限度地慢慢扩张胸部,双手如同被拉扯一般向左右伸展。

双手手掌向相反方向左右扭转,维持3秒,重复做 10 次。

单臂向后旋转

产后一般都会抱着孩子喂奶，睡觉的时候也是边看着孩子，边在旁边侧躺着，这样一来肩部疼痛怎么会不严重呢！这时，通过做单臂向后旋转的动作，疼痛便能即刻缓解。快速转动肩部可获得有氧运动的效果。

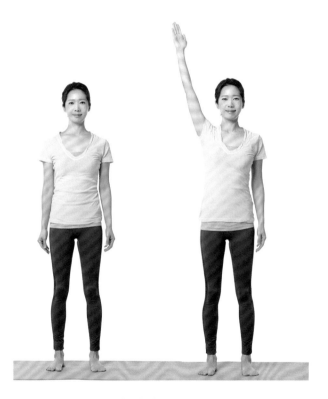

双脚与肩同宽，右臂如仰泳一般，慢慢向后大幅度转动。

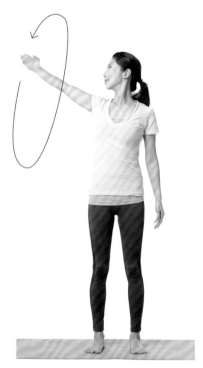

此时头部和视线跟随手臂转动。然后反方向做相同动作，左右交替做 10 次。

边伸懒腰边左右侧身

每天一睁开眼,试试养成伸懒腰的习惯吧,它能促进全身的血液循环,给你一个活力的早晨。这个动作能放松竖脊肌,刺激骨盆和腰部肌肉,消除背部和腰部的沉重感。

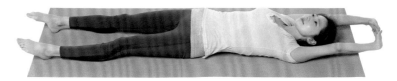

平躺,双手交叉,双臂向上伸展。

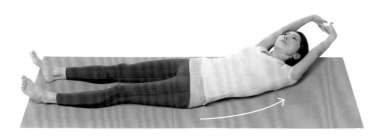

交叉的双手向右侧身,拉伸左侧的肌肉。

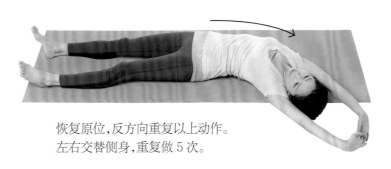

恢复原位,反方向重复以上动作。
左右交替侧身,重复做 5 次。

脚踝前后伸展

　　怀孕时由于骨盆变形,双腿会内翻成"O"型,如果生产后没有恢复,膝盖疼痛便会随之产生。此时最简单也最有效果的运动就是脚踝前后伸展,不仅能促进下肢的血液循环和淋巴循环,消除腿部浮肿,还能恢复内翻的膝盖和脚踝,改善腿部形状。

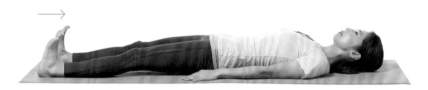

平躺,脚趾向上勾起,持续 10 秒。

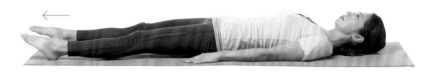

脚背绷直,持续 10 秒。脚背勾起绷直重复做 10 次,每日做 2 组。

平 躺 提 臀

臀部肌肉是我们站立和走路时使用最多的肌肉,所以生产后首先要恢复臀部肌肉,全身的动作才会更加自然,恢复也更加迅速。除此之外,恶露也更容易排出,所以只要有时间就做做看吧。

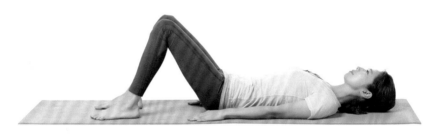

平躺,屈膝,双脚与骨盆同宽,双手手掌向下,置于地面。

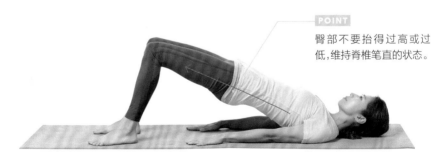

POINT

臀部不要抬得过高或过低,维持脊椎笔直的状态。

慢慢将臀部从地面抬起,持续 5 秒。再慢慢从背部开始回到地面,重复做 10 次,每日做 2 组。

平 躺 呼 吸

手术后活动身体十分困难,所以首先通过呼吸改善血液循环,刺激淋巴循环。
手术部位氧气供给顺畅,才能快速恢复。常做呼吸运动,会使头部氧气供给量增加,
心情也会变得畅快。

1

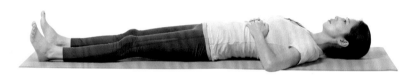

平躺,双手置于肋骨表面。

2

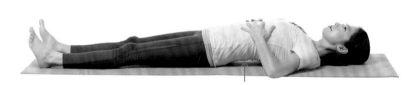

深吸气至胸部膨胀。

3

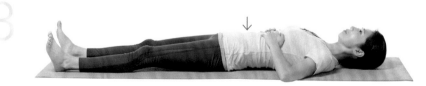

缓慢吐气,收紧身体。注意,比起吸气,要更专注于呼气,
早晚各做 10 次。

坐 着 呼 吸

缓慢呼吸时由于要用到腹肌,所以手术部分可能会感到疼痛。如果缓慢呼吸时感到不舒服,那就坐着试试看。血液循环和消化机能改善的同时,还有助于恢复怀孕时变宽的形体。不要认为呼吸运动微不足道,想要产后快速恢复就坚持试试看吧。

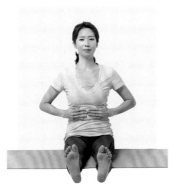

1

坐在椅子或者地板上,自然地伸展背部,双手放在肋骨表面。

2

深吸气至胸部膨胀,双手自然向外侧移动。

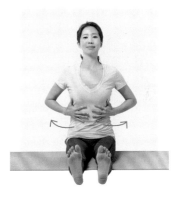

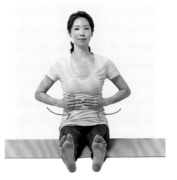

3

缓慢吐气,收紧身体,双手自然向中间靠拢,早晚各做 10 次。

站 着 呼 吸

站起来进行呼吸运动,可以用到腹部肌肉,效果更佳。深呼吸不仅能刺激血液循环和淋巴循环,从而有效消除浮肿,还能帮助放松紧张的上半身肌肉,使全身状态变好。另外,还有预防产后抑郁症的效果哦。

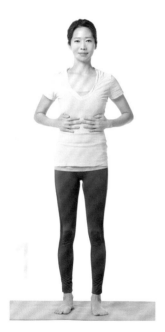

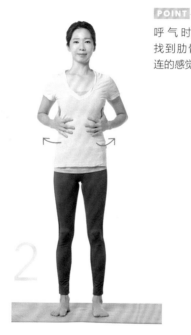

POINT

呼气时,要找到肋骨相连的感觉。

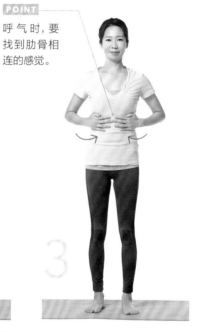

双脚与肩同宽,慢慢将双手放在肋骨表面。

深吸气至胸部膨胀,双手自然向外侧移动。

缓慢吐气,收紧身体,双手自然向内侧靠拢,早晚各做10次。

侧　　躺

要想让脏器快速回到原位,需要慢慢地移动。手术后由于疼痛,侧躺可能会感到吃力,但从生产后 2 ～ 3 日起,即使吃力和疼痛也要做。如果手术部位疼痛,稍作休息,再慢慢尝试。

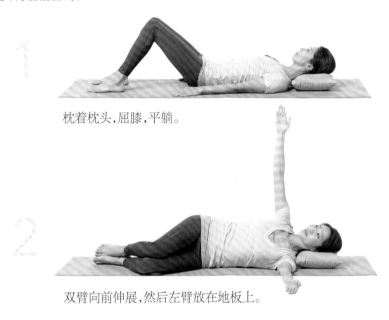

1 枕着枕头,屈膝,平躺。

2 双臂向前伸展,然后左臂放在地板上。

3 右臂也跟随左臂放在地板上,此时身体随右臂自然转动,左右交替各做 5 次。

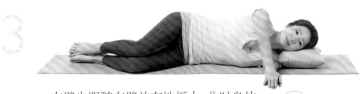

TIP

此动作若过于轻松,可伸直腿做。

平 躺 提 臀

这个动作具有预防术后粘连和缓解腹部疼痛的效果。生产后首先要恢复臀部肌肉,全身的动作才会更加自然,恢复也更加迅速,所以认真跟着做吧。此动作不需要用到腹部力量,所以做完手术的产妇们也能做到。

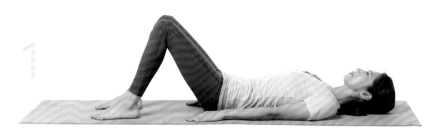

平躺,屈膝,双脚与骨盆同宽,双手手掌向下,置于地面。

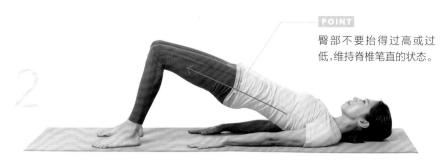

POINT

臀部不要抬得过高或过低,维持脊椎笔直的状态。

慢慢将臀部从地面抬起,维持 5 秒。再慢慢从背部开始回到地面,重复做 10 次,每日做 2 组。

脚踝前后伸展

　　怀孕时由于骨盆变形,双腿内翻呈"O"型。如果生产后没有恢复,膝盖疼痛便会随之产生。此时坚持做脚踝前后伸展运动,不仅能恢复内翻的膝盖和脚踝,还能帮助下肢的血液循环和淋巴循环,减轻浮肿。

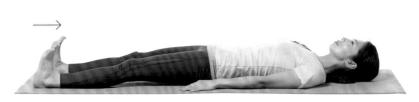

平躺,脚趾向上勾起,持续 10 秒。

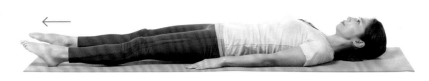

脚背绷直,持续 10 秒。脚背勾起绷直重复做 10 次,每日做 2 组。

伸 展 肩 颈

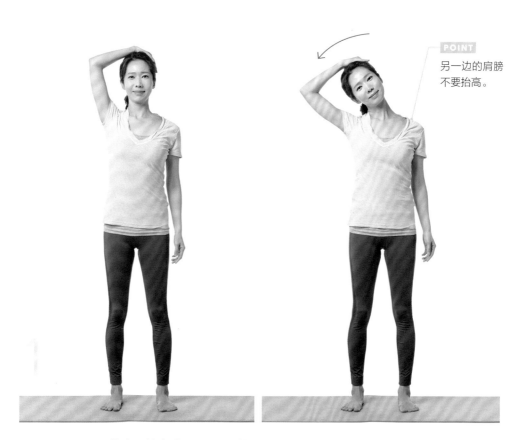

POINT
另一边的肩膀
不要抬高。

将右手放在头顶，缓慢拉伸颈部和肩部的肌肉，持续5秒。

怀孕时身体重心向前倾斜,肩部和背部前屈,头部向前伸,所以肩颈周围的肌肉容易紧张和积聚在一起。在这种状态下,生产后母乳喂养,当然马上会出现疼痛现象。拉伸肩颈肌肉能缓解疼痛,并且恢复向前弯曲的体形。

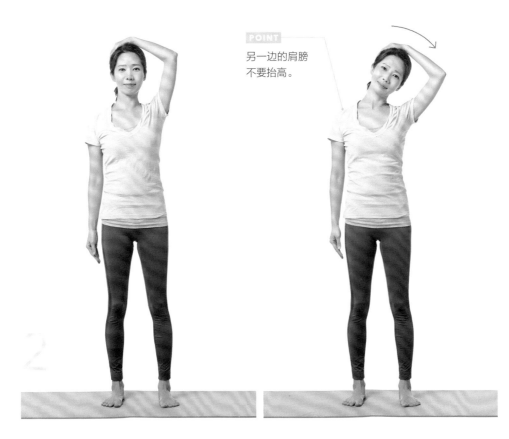

POINT

另一边的肩膀
不要抬高。

将左手放在头顶,向左下方缓慢拉伸,持续 5 秒。

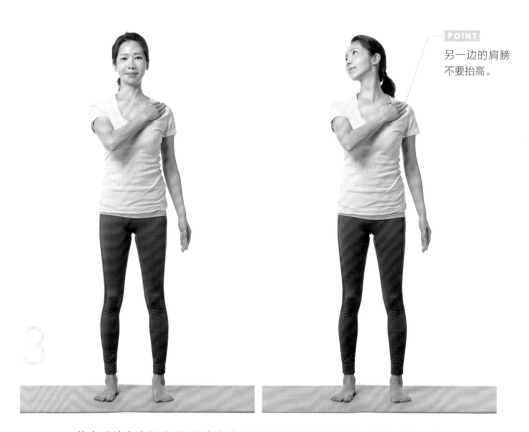

POINT

另一边的肩膀
不要抬高。

3

将右手放在左侧胸前,望向右肩后方,脖子向着视线方向伸展,持续 5 秒。

另一边的肩膀
不要抬高。

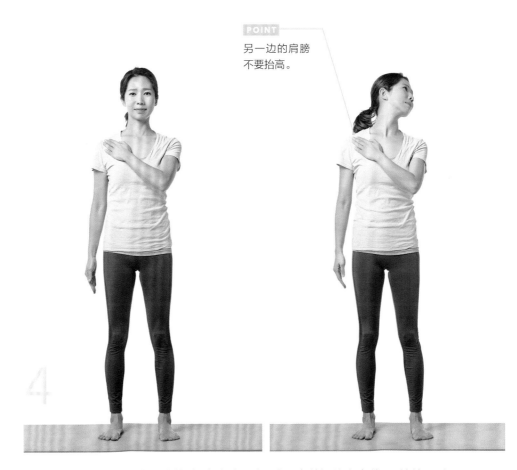

将左手放在右侧胸前,望向左肩后方,脖子向着视线方向伸展,持续5秒。

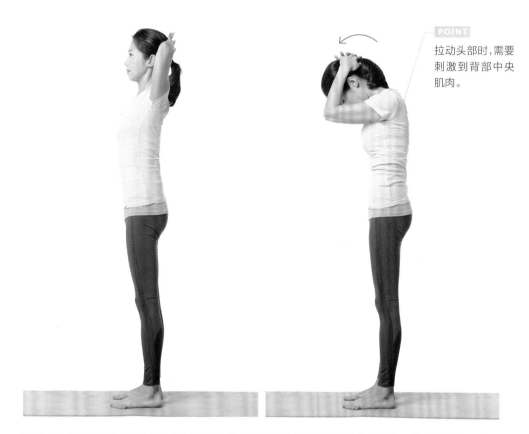

POINT

拉动头部时,需要
刺激到背部中央
肌肉。

双手交叉置于脑后,双肘向前靠拢,拉动头部向下,拉伸颈后方肌肉,持续 5 秒,重复做 3 次。

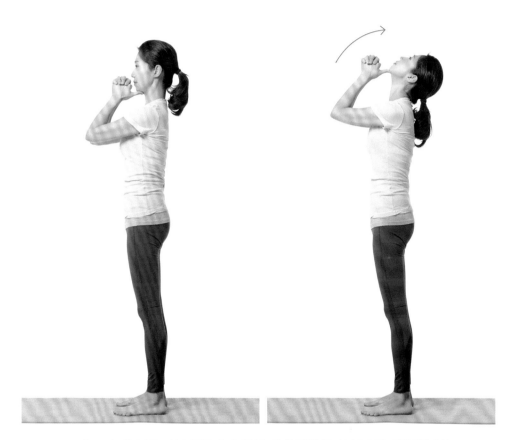

双手交叉，拇指托住下颌，拇指向上提起，拉伸颈前部，持续 5 秒，重复做 3 次。

产后
2 周~
30 天

拉伸小腿肌肉

脚和腿离心脏较远,所以容易出现浮肿。此时活动脚部和腿部的肌肉,堆积在下半身的血液就能快速地向心脏移动。此动作虽然简单,但是却有缓解浮肿、预防脚踝和膝盖疼痛的效果。

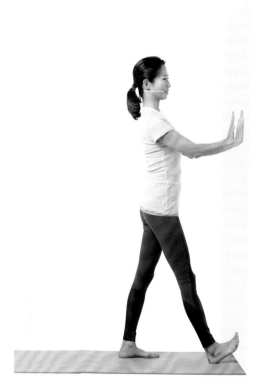

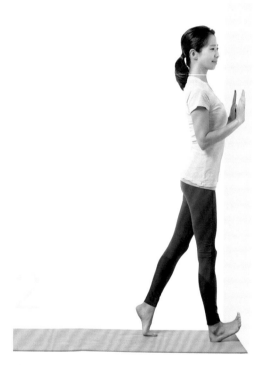

站在墙壁前,后退一步,将双手和右脚放靠在墙上。

将身体重量向前移动,拉伸右侧小腿肌肉,持续 10 秒,然后恢复步骤 1 的姿势,重复做 10 次。然后对侧重复以上动作。

扭 转 手 臂

此动作能帮助放松肩部肌肉,扩大关节活动范围。伸展双臂向左右扭转的动作,不仅会刺激肩部至手臂的肌肉,还会刺激到胸部的肌肉,获得轻松感,还能使下垂的小臂及胸部的肌肉恢复弹性。

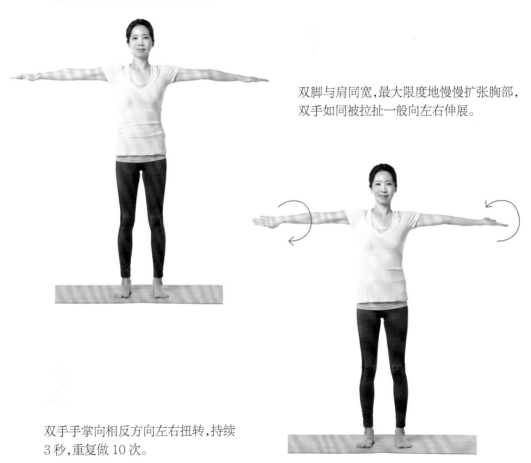

双脚与肩同宽,最大限度地慢慢扩张胸部,双手如同被拉扯一般向左右伸展。

双手手掌向相反方向左右扭转,持续3秒,重复做10次。

单臂向后旋转

怀孕时处于紧张状态的肩部和颈部，需要有意识地进行放松。开始育儿后，肩颈部的疼痛可能会加重。此动作具有及时缓解肩部疼痛的效果，所以有空的话要经常做哦。

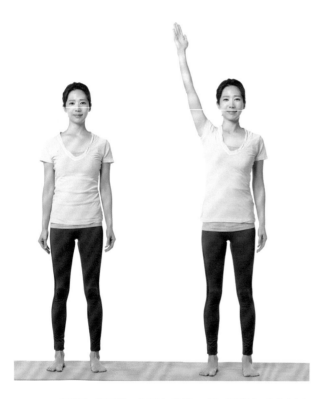

双脚与肩同宽，右臂如仰泳一般，慢慢向后大幅度转动。

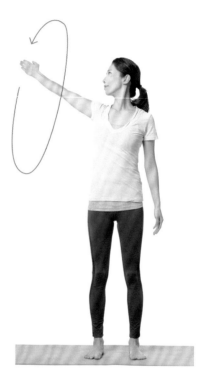

这时头部和视线跟随手臂转动。然后反方向做相同动作，左右交替做 10 次。

扭 动 骨 盆

　　想要缓解产后腰痛现象,就要轻轻地伸展腰部肌肉。常做此动作,连接腰部至腿部的全部肌肉都能得到伸展。向左右扭动时,如果某一侧感到不适,则多朝此方向扭动,如此,错位的身体便能重回均衡。

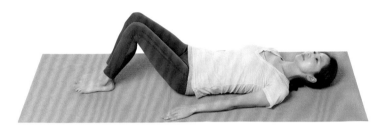

平躺,屈膝,双脚并拢,双手手掌向下,置于地面。

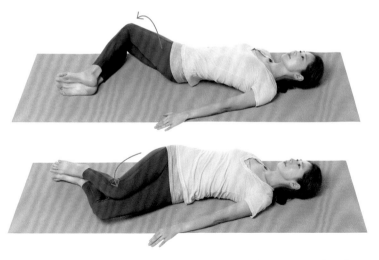

膝盖向右转动,姿势持续 5 秒,再朝反方向转动并持续 5 秒,左右交替做 10 次。

平躺抬脚运动

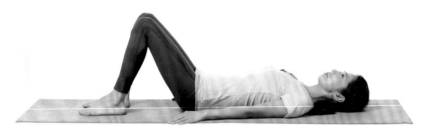

平躺,屈膝,双脚与骨盆同宽,双手手掌向下,置于地面。

顺产时最疼的部位就是髋关节。做以下动作，能够在不刺激髋关节的同时放松髋关节。髋关节还和下半身肥胖有着密切的关系。髋关节活动量低下，就会妨碍臀部肌肉和大腿肌肉的使用，下半身便会堆积脂肪，弹力也会随之下降。多活动髋关节，使之变得柔软，能够预防产后下半身肥胖。

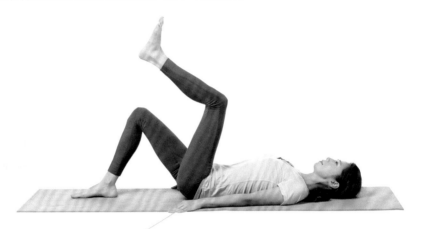

POINT

双手手掌撑住地面，防止上半身晃动，起固定作用。

膝盖角度保持不变，左侧膝盖向身体一侧抬高，维持 5 秒后将左脚放回原位，对侧重复以上动作，左右交替做 10 次。

动作要领

伸直膝关节，置于地面，然后向上抬腿。

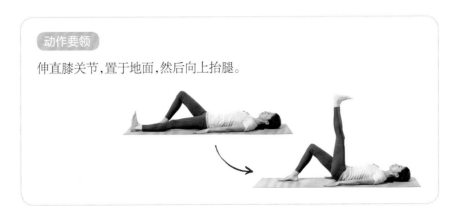

平躺并腿抬高

TIP

在做此动作时膝盖不要分开,为了防止膝盖分开,可以在中间夹一条毛巾。

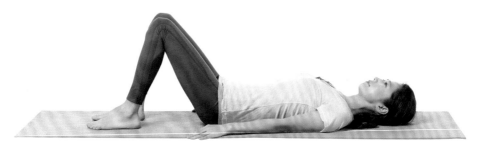

平躺,屈膝,双脚并拢,双手手掌向下,置于地面。

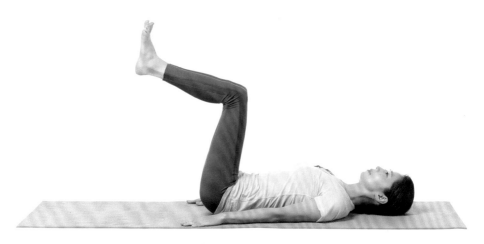

膝盖角度保持不变,双腿抬起。

怀孕后期,每天肚子都在明显变大。腹部之所以能这样变大,是因为位于身体中央的腹直肌向左右分离。若产后腹直肌没有恢复原状,那么即使体重恢复,腹部还是有赘肉。此动作能够有效恢复腹直肌和下腹部的肌肉。

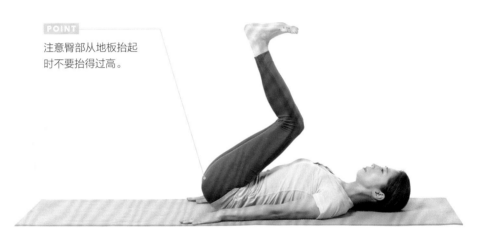

POINT
注意臀部从地板抬起时不要抬得过高。

将臀部微微抬起,膝盖向身体一侧拉伸。抬起臀部时,不要利用反作用力。持续 5 秒,和抬起时的速度一样,慢慢放下,重复做 10 次。

动作要领

如果想要腹部肌肉感受更强烈,可以将臀部抬高一些。

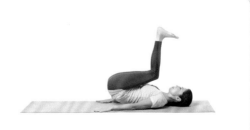

双膝互相推挤

即使是轻微的动作,也能帮助因生产而力量减弱的肌肉得到恢复,比如会阴部肌肉、骨盆肌肉、大腿内侧肌肉和腹肌等。在膝盖中间夹一个枕头,更能刺激到位于大腿内侧和骨盆深处的肌肉哦。

1

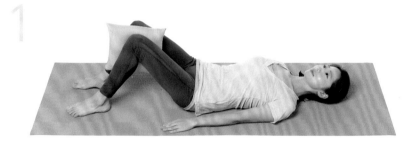

平躺,屈膝,用膝盖夹住枕头,双手手掌向下,置于地面。

2

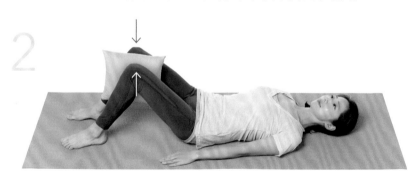

边吐气边用双膝互相向内推挤,持续 10 秒放松一下,
然后双膝再次互相推挤,重复做 5 次。

TIP　为了获得更好的效果,可以用瑜伽球代替枕头。

平 躺 提 臀

臀部肌肉是我们站立和走路时使用最多的肌肉。臀部肌肉的快速恢复,有助于日常生活的恢复,所以要经常放松臀部肌肉。这个动作还能强化腰部肌肉,具有预防腰痛的效果。

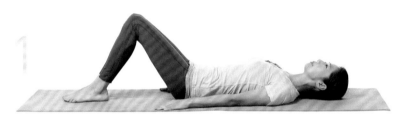

平躺,屈膝,双脚与骨盆同宽,双手手掌向下,置于地面。

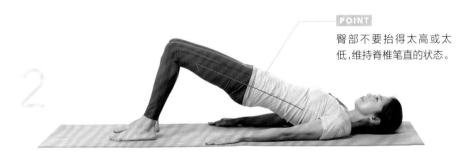

POINT
臀部不要抬得太高或太低,维持脊椎笔直的状态。

慢慢将臀部从地面抬起,持续 5 秒,再慢慢从背部开始回到地面,重复做 10 次,每日做 2 组。

平躺抬腿运动

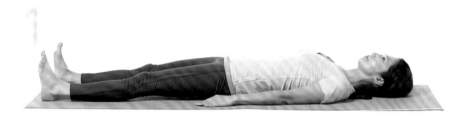

背部紧贴地面,平躺,双手手掌向下,置于地面。

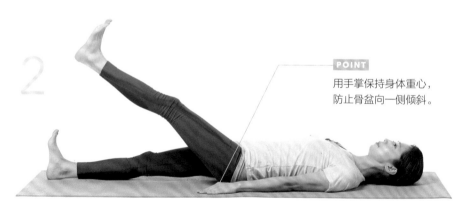

POINT

用手掌保持身体重心,
防止骨盆向一侧倾斜。

边吐气,边将左腿慢慢从地面抬起 45°,持续 5 秒
后将腿放下,左右交替做 5 次。

做平躺抬腿运动能运动到腹肌和位于骨盆深处的肌肉群，缓解骨盆和腰部疼痛。另外此动作能强化脊椎周边的肌肉群，使躯干稳定平衡。

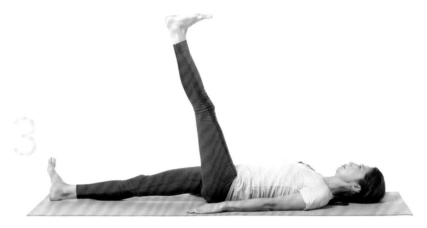

平躺状态下，边吐气，边伸直左腿，慢慢抬高至最大限度。

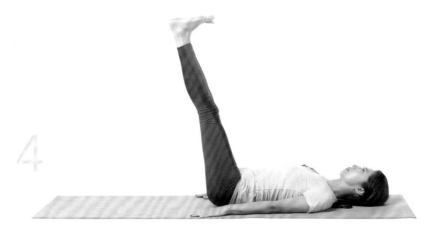

抬高右腿，双腿并拢，保持平衡不晃动，持续 5 秒，先放下左腿，再放下右腿，重复做 5 次。

背部靠墙拉伸手臂

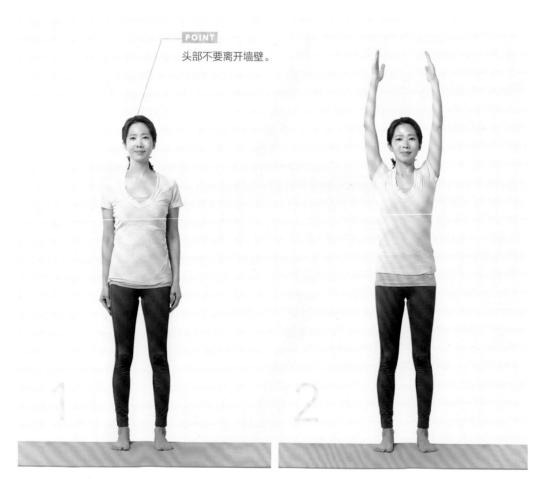

POINT
头部不要离开墙壁。

1
站在墙壁前，背部靠着墙壁，双脚与肩同宽。

2
双手举过头顶，最大限度地抬高伸展。

此运动能放松肩关节至胸部肌肉,还有利于促进上半身的血液循环,预防肩颈疼痛。比起慢慢转动手臂,上半身紧贴墙壁活动肩关节,更能有效地活动肩胛骨部位的肌肉。

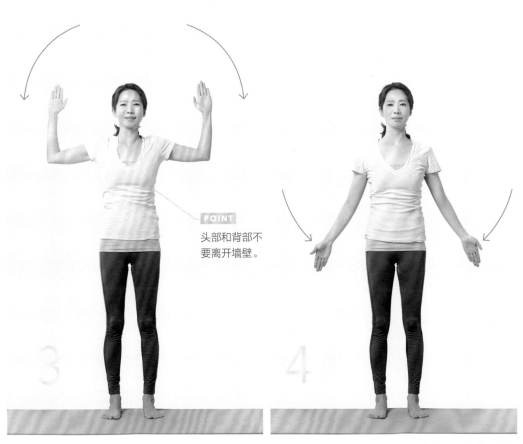

POINT
头部和背部不要离开墙壁。

上半身(头部、肩膀、背部)最大限度地紧靠墙壁,手臂慢慢放下,扫过墙壁。

感受胸部肌肉的拉伸,缓慢进行,重复做 5 次。

拉伸小腿肌肉

从怀孕后期开始，由于大量的时间都是坐着的，所以使腿部后方的肌肉和位于骨盆前侧、连接骨盆和腰部的髂腰肌都变短了。此动作在缓解这些肌肉的同时，还能给予你从腰部到脚踝的畅快感受。

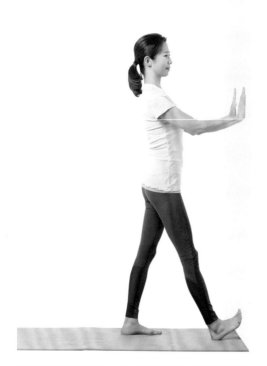 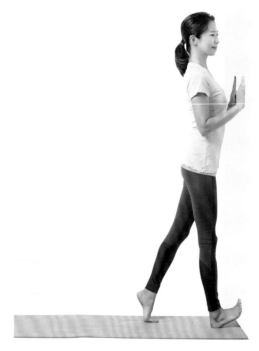

站在墙壁前，后退一步，将双手和右脚靠在墙上。

将身体重量向前移动，拉伸右侧小腿肌肉，持续 10 秒，然后恢复步骤 1 的姿势，重复做 10 次。对侧重复以上动作。

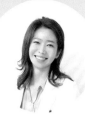

向金修然医生提问

问题：产后 1~2 个月后，脱发问题开始变得严重，头发一把把地掉，我该怎么办

答案：一旦怀孕，母体就会为了胎儿做出许多储备，比如不会掉头发，手指甲和脚趾甲也不怎么生长。但是生产之后，堆积的表皮组织开始脱落，简单来说就是"换毛"。所以在生产后的一段时期内，脱落的头发比新生长出来的头发数量要多。脱发会持续 6 个月左右，新生的头发会渐渐变多，脱发现象也就自然消失。在此期间，要避免对头发根部的伤害，比如烫发或染色。应该充分摄取蛋白质含量丰富的食物，这样头发才会更好地生长。若 6 个月之后脱发现象仍旧持续，则应当考虑接受脱发治疗。

问题：产后两周好像长了痔疮，上厕所时肛门感到刺痛，还会出血。身体还未完全复原，现在又长了痔疮，该怎么办

答案：产后痔疮是在产妇身上经常出现的症状。孩子出生时，会对妈妈的大肠造成压迫，而且生产过程当中，肛门用力过大，痔疮很有可能会出现。我就曾在生产后两周因便秘问题而苦恼。大部分情况下，痔疮会在产后 1 个月内好转，但是也有因初期管理不当，导致痔疮加重，最后不得不进行手术的情况。

产后痔疮最有效的疗法就是坐浴疗法，操作简单，在家即可，将水烧沸进行消毒，然后冷却至 38°~40°，装在盆子里，将臀部浸泡在水里 15~20 分钟。水变冷的话，往里面加少量热水，坐浴后擦干会阴部和肛门，也可以使用吹风机。每天坐浴 6 次左右，如果伴随便秘，配合药物治疗效果更好。

用脚尖画圈

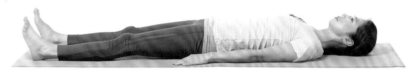

背部紧贴地面,平躺,双手手掌向下,置于地面。

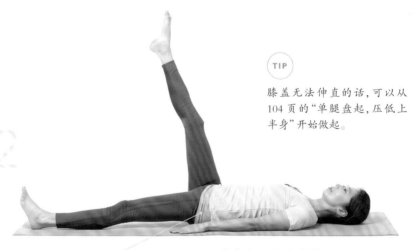

TIP

膝盖无法伸直的话,可以从104 页的"单腿盘起,压低上半身"开始做起。

伸直右腿,慢慢抬高。

POINT

在身体和臀部最大限度固定的情况下,集中在髋关节做动作。

通过运动连接腹部、骨盆和髋关节的深层肌肉，提高身体的平衡能力。此运动能使骨盆、髋关节、臀部周围的肌肉得到活动，有利于腹肌恢复、消除腰痛和增强髋关节的柔软性。

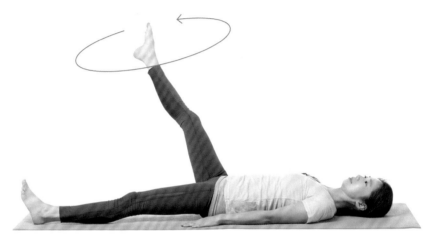

3 慢慢用右脚脚尖画 5 个大圈，然后反方向再画 5 次，左脚同理。

屈 膝 抬 腿

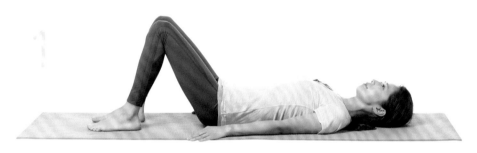

平躺,屈膝,双脚与骨盆同宽,双手手掌向下,置于地面。

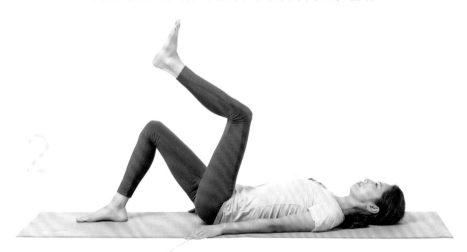

POINT

双手手掌撑住地面,防止
上半身晃动,起固定作用。

维持膝盖角度不变,左侧膝盖向上
抬起,持续 5 秒后将腿放下,左右交
替做 20 次。

进入怀孕中期,为了让子宫能充分扩大,腹直肌会向左右分离。此动作能帮助腹直肌复位。如果对腹部增长的赘肉感到厌烦,那就认真跟着我做吧。

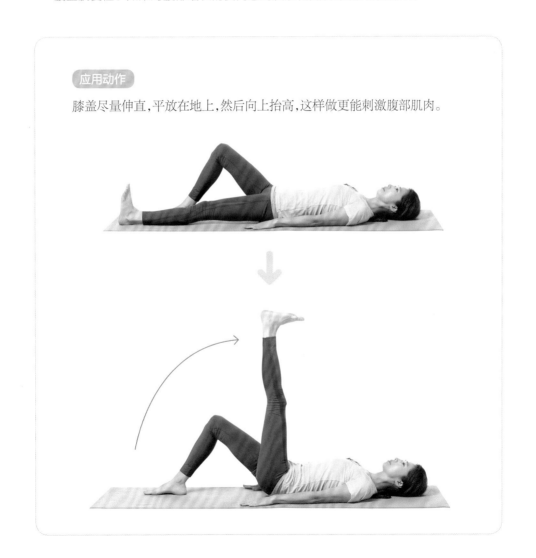

应用动作

膝盖尽量伸直,平放在地上,然后向上抬高,这样做更能刺激腹部肌肉。

平躺扭转抬高上半身

　　固定双腿抬高上半身能强烈刺激上腹部肌肉，若是扭动抬高身体，则更能刺激肋部肌肉和腹内斜肌，使腰部线条变得更加纤细有弹力。此动作能收紧因怀孕而增长的腹部赘肉。

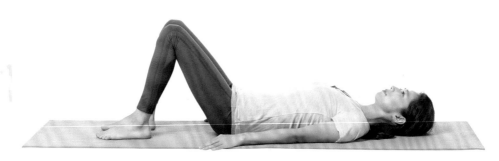

平躺，屈膝，双脚与骨盆同宽，双手手掌向下，置于地面。

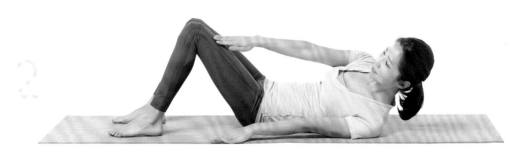

抬起右手触及左侧膝盖的同时，上半身向左扭转，触碰膝盖的动作持续3秒，回到原位，对侧再做相同动作，左右交替做5次。

俯卧抬腿抬手臂

此动作有利于矫正怀孕时过度前屈的背部和肩部,矫正身体姿势,使臀部肌肉变得紧致,同时还能放松背部和肩部的肌肉,消除痛症。

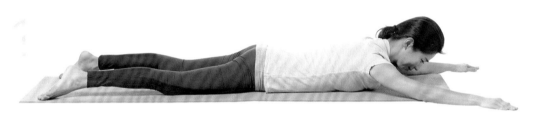

俯卧在地上,双脚与肩同宽,双手向头前伸展。

POINT
视线望向前方 40~50cm。

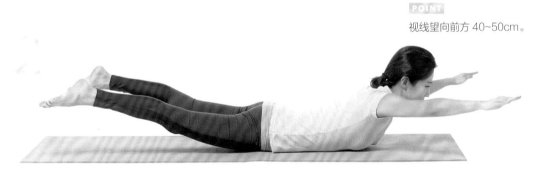

同时抬起手臂和双腿,不要抬得太高,持续 10 秒后放下手臂和双腿,重复做 10 次。

平躺抬臀抬腿

此动作能恢复骨盆周边肌肉和弱化的腰部肌肉。还具有消除腰部疼痛、矫正骨盆的效果。

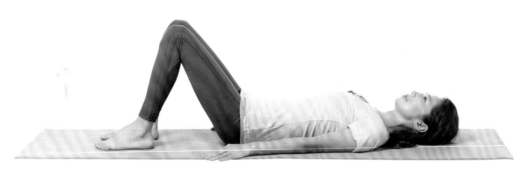

平躺,屈膝,双脚与骨盆同宽,双手手掌向下,置于地面。

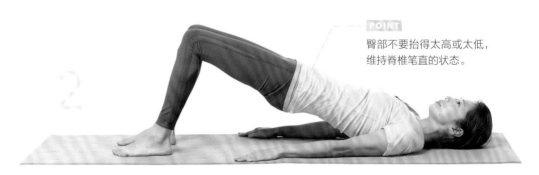

POINT
臀部不要抬得太高或太低,
维持脊椎笔直的状态。

收紧腹部和臀部,一边吐气,一边抬起臀部。

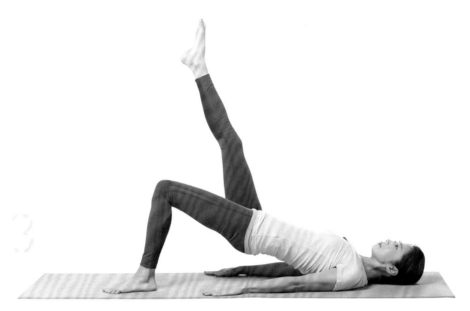

右腿抬起，垂直地面。

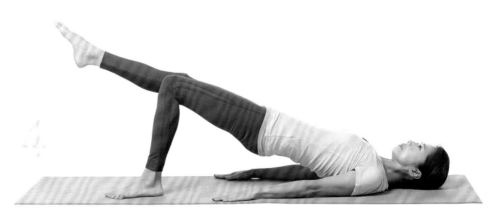

右腿下降至左侧大腿的高度，然后恢复步骤 3 的姿势，重复做 3 次。换腿，重复以上动作。

抬 腿 起 身

如果腹部肌肉没有恢复,即使体重减轻,腹部赘肉仍然会下垂,没有弹力。虽然此动作难度稍大,但是对锻炼腹部肌肉具有明显效果。

平躺,双手置于身体两侧,双腿抬高成"┐"形状,双腿与骨盆同宽。

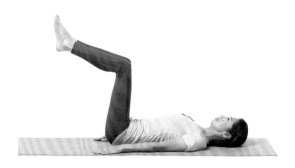

边吐气,边抬高上半身至肩胛骨下方(胸罩带)的位置,同时双臂向前伸展,视线置于左右大腿中间。

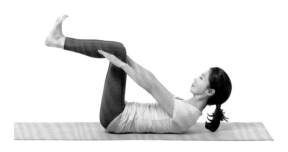

在这个体式中要配合短暂的呼吸,加快呼吸频率,双臂快速上下摆动,保持吐气5次,双臂快速上下摆动,重复做5次。

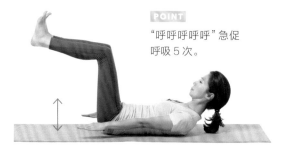

POINT

"呼呼呼呼呼"急促呼吸5次。

伸 膝 起 身

　　此运动需要用到较多的腹部力量,虽然比较吃力,但是具有明显效果。它能强烈刺激上下腹肌,快速恢复腹部肌肉的弹力。

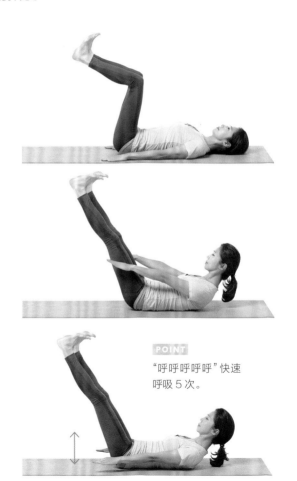

平躺,双手置于身体两侧,双腿抬高成"ㄱ"形,双腿与骨盆同宽。

边吐气,双腿边向视线方向伸展,抬高上半身至肩胛骨下方(胸罩带)的位置,同时双臂向前伸展,视线置于左右大腿中间。

POINT

"呼呼呼呼呼"快速呼吸 5 次。

在这个体式中要配合短暂的呼吸,加快呼吸频率,双臂快速上下摆动,保持吐气5次,双臂快速上下摆动,重复做 5 次。

盘腿扭身

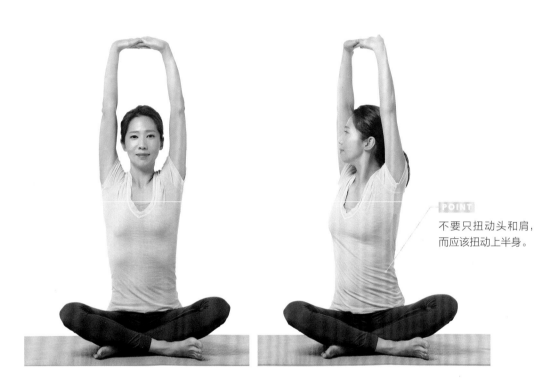

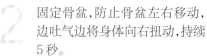

不要只扭动头和肩,
而应该扭动上半身。

1　盘起双腿,双手交叉,向头部上方伸展。

2　固定骨盆,防止骨盆左右移动,边吐气边将身体向右扭动,持续5秒。

此动作能消除产后浮肿,具有按摩般的良好效果。此外还能伸展头部、肩部,甚至连接腋下到腰部、骨盆的肌肉,给你带来畅快感受,而且还能刺激脊椎的神经哦。

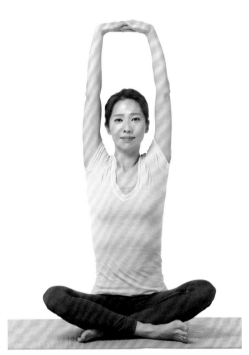

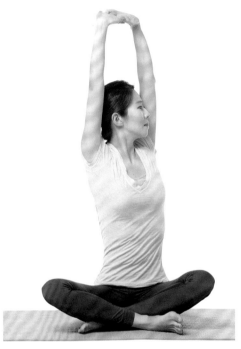

3　恢复步骤 1。

4　反方向重复以上动作,重复做 5 次,若向某一侧扭动更为困难,则应该多做该方向的扭动。

单腿盘起，压低上半身

为了确保怀孕时子宫的空间，髋关节会自然内翻，双腿则会内翻呈"O"型，走路会变成外八字。此动作能拉伸从脚踝到膝盖到臀部的肌肉，同时拉伸骨盆至腰部的肌肉，矫正下半身关节排列。

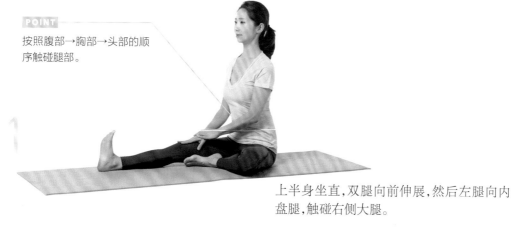

POINT

按照腹部→胸部→头部的顺序触碰腿部。

上半身坐直，双腿向前伸展，然后左腿向内盘腿，触碰右侧大腿。

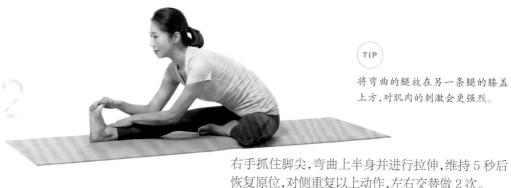

TIP

将弯曲的腿放在另一条腿的膝盖上方，对肌肉的刺激会更强烈。

右手抓住脚尖，弯曲上半身并进行拉伸，维持5秒后恢复原位，对侧重复以上动作，左右交替做2次。

拉伸臀部外侧肌肉

此动作是产后初期必做动作,它能放松臀部肌肉,减少骨盆疼痛和腰痛,另外还能恢复变形的骨盆,矫正髋关节、膝盖和脚踝。此外,它还能美化腿部线条,保护膝关节远离疼痛哦。

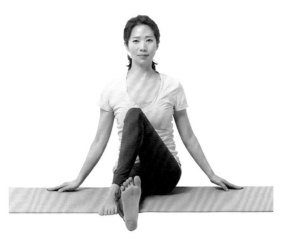

上半身坐直,左脚放在右侧大腿外侧。

TIP

腰部伸直,累的话背部可以靠在墙上。

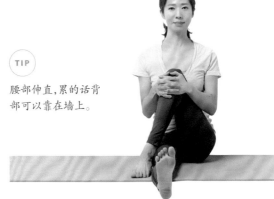

双手抱住左膝盖,向胸前一侧拉伸5秒,放松后再对侧操作,左右交替做2次。

双膝跪地，上半身慢慢向后倾

此动作能帮助恢复怀孕时前倾的骨盆，快速恢复松弛弱化的腹部肌肉，强化大腿肌肉，对提高基础代谢量，具有明显效果。

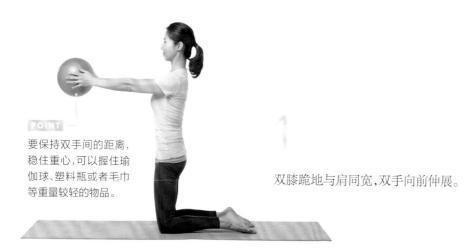

POINT

要保持双手间的距离，稳住重心，可以握住瑜伽球、塑料瓶或者毛巾等重量较轻的物品。

双膝跪地与肩同宽，双手向前伸展。

头部至膝盖保持一条直线，上半身向后倾斜，同时收紧腹部和臀部，最少维持 5 秒，然后恢复原位，重复做 5 次。

（TIP）从 5 秒开始，逐渐增加强度至 10 秒、30 秒。

扭 转 手 臂

　　此动作能帮助放松肩部肌肉,扩大关节活动范围。伸展双臂向左右扭转的动作,不仅仅会刺激肩部至手臂的肌肉,还会刺激到胸部的肌肉,所以能美化手臂线条,还能恢复胸部的弹性。

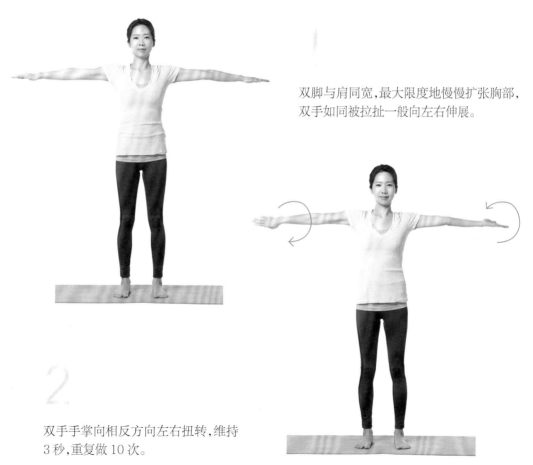

双脚与肩同宽,最大限度地慢慢扩张胸部,双手如同被拉扯一般向左右伸展。

2

双手手掌向相反方向左右扭转,维持3秒,重复做10次。

分开双腿,左右拉伸上半身

此动作能拉长腿部肌肉,促进血液循环,放松髋关节。身体侧面也能全面伸展,还具有修饰腋下线条的效果。

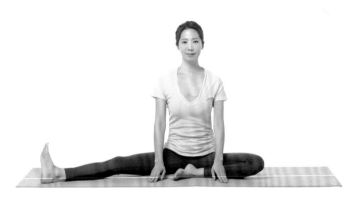

1 上半身坐直,较大程度地分开双腿,左腿向内弯曲,脚放在会阴部前,注意右边臀部不要离开地面。

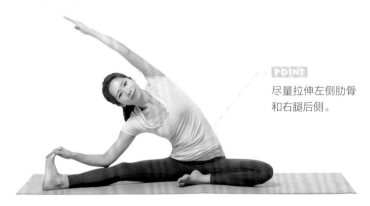

POINT

尽量拉伸左侧肋骨和右腿后侧。

2 伸展左臂,身体向右侧倾斜,右手抓住右脚脚尖,维持 5 秒后换腿,重复以上动作,左右交替做 3 次。

一只脚置于大腿上,压低上半身

此动作是前面介绍过的"单腿盘起,压低上半身"的升级版,能够矫正内翻呈
"O"型的下肢,恢复怀孕时变形的髋关节、膝关节、踝关节,放松腰部至下半身的肌肉。

上半身坐直,双腿向前伸展,右腿置于左侧大腿
上方。

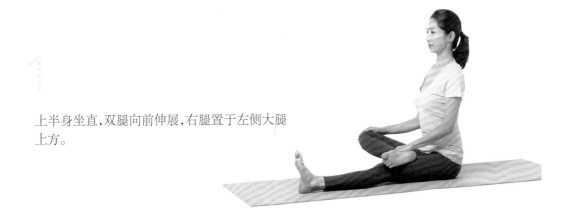

双手抓住左脚脚尖,拉伸上半身,用腹部、胸部
依次触碰大腿,压低上半身,维持5秒后恢复
原位,对侧重复以上动作,左右交替做3次。

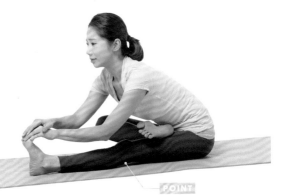

POINT

压住大腿,防止膝盖翘起,
会有更强的效果。

猫式伸展运动

此动作能使背部、肩部、腰部等紧张的上半身肌肉变得柔软,强化腹部肌肉并增加弹性。放松紧张的肌肉,能够预防、缓和腰痛等痛症,还能恢复脊椎的"S"型。

双手与肩同宽,双膝与骨盆同宽,做出爬行的姿势。

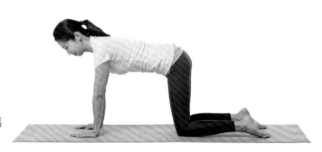

慢慢将头抬起,注视天花板,最大限度地将腰部凹陷下去,边做边保持呼吸。

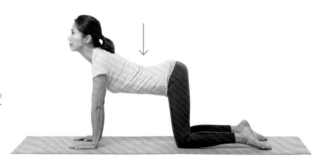

双手撑地,背部最大程度卷成圆形,向上拱起,边做边保持呼吸,步骤 2~3 重复做 5 次。

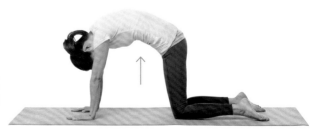

平躺扭转抬高上半身

此动作能加强怀孕时弱化的腹部中央肌肉、肋骨一侧的腹外斜肌,还具有塑造苗条紧致的腰部线条的作用。

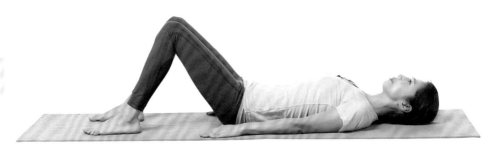

平躺,屈膝,双脚与骨盆同宽,双手手掌向下,置于地面。

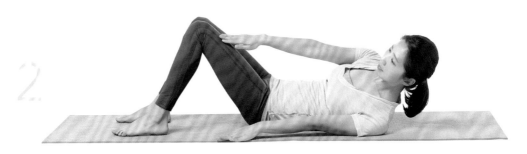

抬起右手触及左侧膝盖的同时,上半身向左扭转,触碰膝盖的动作持续3秒,回到原位,对侧再做相同动作,左右交替做5次。

伸展手臂,上半身后倾

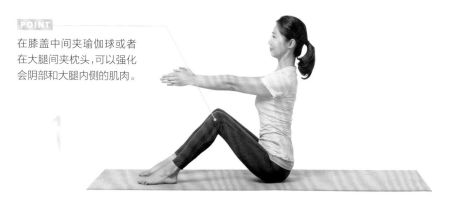

POINT
在膝盖中间夹瑜伽球或者在大腿间夹枕头,可以强化会阴部和大腿内侧的肌肉。

上半身坐直,屈膝,双腿与骨盆同宽,双手并排向前伸展。

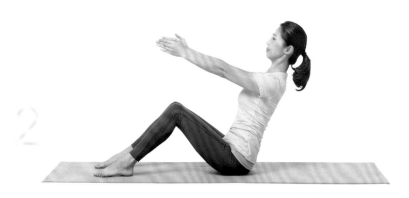

注意背部不要弯曲,慢慢向后倾,持续 5 秒,然后恢复原位,重复做 10 次。想增加强度的话可以持续 10 秒,重复做 5 次。

此运动能保护变弱的膀胱、子宫和直肠等部位，恢复盆底肌、腹肌以及竖脊肌等深层肌肉，想要快速矫正体形或者想拥有好身材的产后妈妈们请跟着我一起做吧。

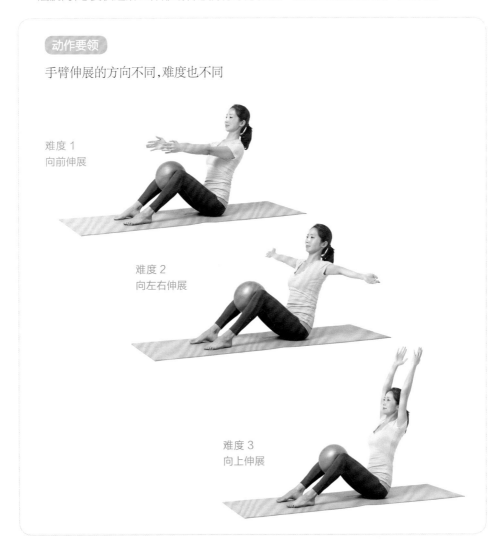

动作要领

手臂伸展的方向不同，难度也不同

难度 1
向前伸展

难度 2
向左右伸展

难度 3
向上伸展

坐在椅子上，单侧盘腿，压低上半身

由于怀孕和生产，骨盆脱离原位，髋关节周边肌肉僵硬，可能会出现腰痛和骨盆痛等症状。特别是运动量不足或者长时间坐着，时间越长，腰痛和骨盆痛的症状就越容易出现。此运动具有止痛剂般的效果，能即刻消除此类疼痛，帮助活动产后僵硬的骨盆和髋关节。

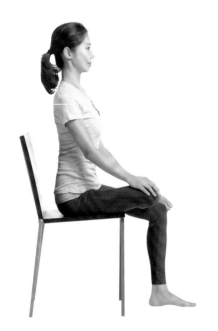

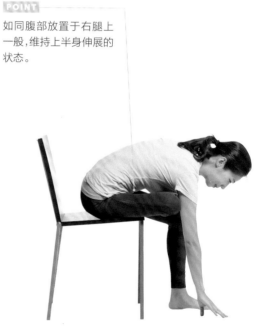

POINT

如同腹部放置于右腿上一般，维持上半身伸展的状态。

1 笔直坐在椅子上，右腿放在左腿上方。

2 一边下压右侧膝盖，一边压低上半身，维持 5 秒，对侧重复以上动作，左右交替做 5 次。

单腿向后折叠

此动作能缓解紧张的骨盆前方肌肉和大腿肌肉,还能消除腿部浮肿,另外还有预防膝盖疼痛的效果。

POINT 注意腰部不要过度前屈。

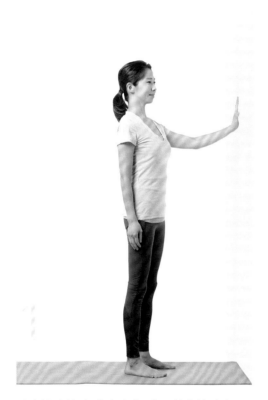

站在墙壁前,挺直上半身,左手扶在墙壁上。

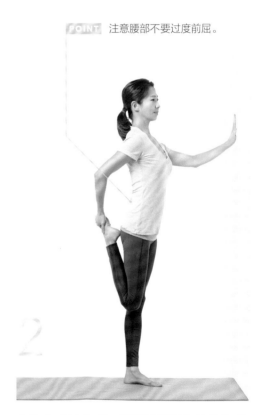

右膝向后屈曲,脚后跟贴紧臀部,拉伸脚背,拉伸后放松,重复做 10 次,对侧重复以上动作。

打开双腿，左右压腿

此动作能恢复大腿前侧肌肉，同时还能强化脚踝至骨盆的大腿内侧肌肉。产后要使弯曲的下肢变得笔直，就要放松膝盖内侧的韧带和肌肉，此动作会有很大帮助哦。

双腿较大程度地分开，脚尖向前。

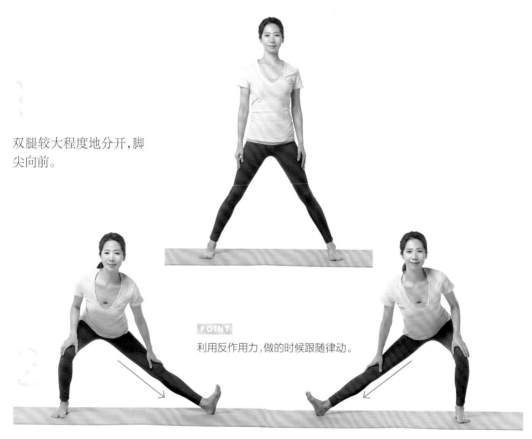

POINT

利用反作用力，做的时候跟随律动。

右膝屈曲，重心移向膝关节，左腿笔直伸展，感受大腿内侧强烈的拉伸，然后对侧重复以上步骤，左右交替做 10 次。

单手向后旋转

大部分人的肩关节只向前活动，但是向后活动也很有必要。肩部疼痛时做此动作，能即刻缓解疼痛。

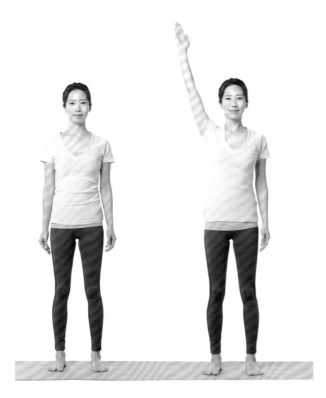

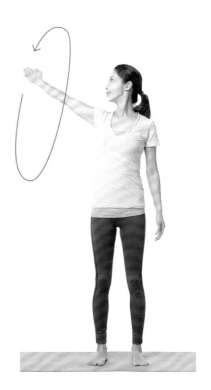

双脚与肩同宽，右臂如仰泳一般，慢慢向后大幅度转动。

这时头部和视线跟随手臂转动。然后对侧做相同动作，左右交替做 10 次。

抓住毛巾,身体向左右倾斜

此动作能矫正腰椎和骨盆,多尝试向费力的一侧倾斜,更能保持左右的平衡。
为了维持手臂间的距离,请抓住毛巾进行此动作。

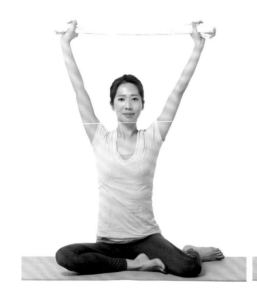

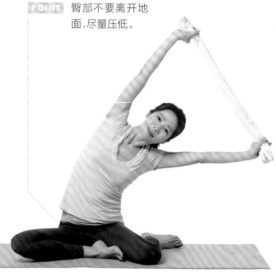

POINT 臀部不要离开地
面,尽量压低。

1　上半身坐直,右腿前屈,左腿后伸,
双手抓住毛巾,举过头顶,注意毛
巾的长度要大于肩宽。

2　上半身慢慢向左倾斜,在最低处维持
5秒,然后回到原位,重复5次。换腿,
反方向重复以上动作。

单腿伸展，压低上半身

　　此运动能帮助塑造苗条的大腿曲线和笔直的双腿曲线，此外还能使腰部至尾椎骨的肌肉变得柔软，缓解腰部疼痛，而且还有助于恢复错位的骨盆哦。

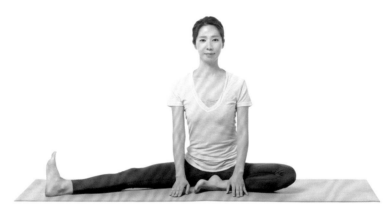

笔直坐好，右腿向外侧伸展，左腿向前盘腿，右腿脚尖向身体一侧翘起。

POINT

向下压低右侧臀部，
防止翘起。

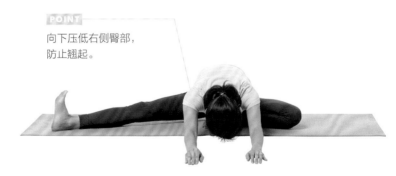

双手向前伸展，慢慢压低上半身，在最低处舒畅地呼吸，持续 5 秒后回到原位，重复 10 次。换腿，反方向重复以上动作。

前后盘腿，压低上半身

此运动有助于放松髋关节肌肉，恢复产后开裂的骨盆。做此运动时，多做感到费力的一侧，能帮助矫正错位的骨盆。

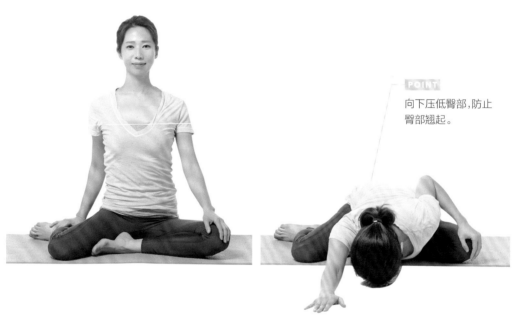

POINT
向下压低臀部，防止臀部翘起。

1 左腿前屈，右腿后伸，左手放在左膝盖上，右手抓住右脚踝。

2 边吐气，边伸展右手，压低上半身，在最低处维持 5 秒后回到原位，重复做 2 次。换腿，反方向重复以上动作。

叠起双腿，压低上半身

此动作能刺激位于骨盆深层，支撑膀胱和子宫等器官的盆底肌，帮助骨盆恢复正常。此外还能充分放松腰部至臀部的肌肉，矫正错位的骨盆。

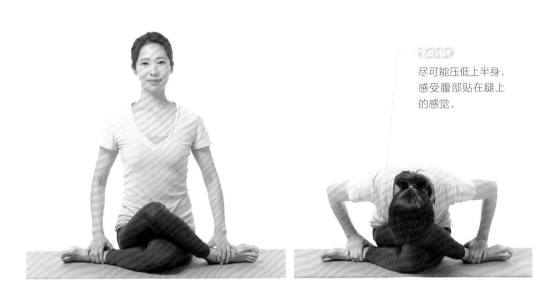

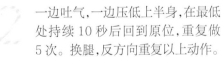
叠起双腿，膝盖保持在一条直线上，双手分别抓住两只脚的脚踝。

一边吐气，一边压低上半身，在最低处持续 10 秒后回到原位，重复做 5 次。换腿，反方向重复以上动作。

上半身后倾转身

此运动能同时锻炼位于腹部纵向的腹直肌、横向的腹横肌和肋骨处的腹外斜肌，有恢复松弛的腹部肌肉、塑造纤细腰线、改善骨盆平衡的卓越效果。另外，此动作还能强化颈椎至尾椎的脊柱周边肌肉，有利于矫正姿势和缓解疼痛。

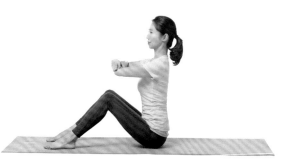

上半身坐直，屈曲膝盖，双腿与骨盆同宽，双臂在胸前交叉。

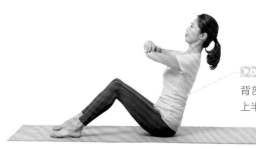

POINT

背部不要弯曲，维持上半身笔直的状态。

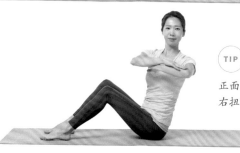

上半身慢慢向后倾斜，并向左扭转，持续5秒，然后恢复原位，对侧重复以上动作，左右交替做10次。

TIP

正面时吸气，身体向左右扭转时慢慢吐气。

双腿交叉，左右摆动

　　生产之后，大部分产妇都会感到髋关节疼痛，此动作能舒缓骨盆到大腿的肌肉，预防和缓解腰部、骨盆和髋关节疼痛。

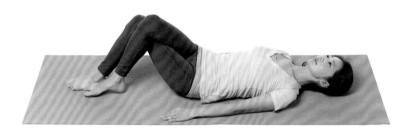

平躺，右腿架在左腿上，双手手掌向下，置于地面。

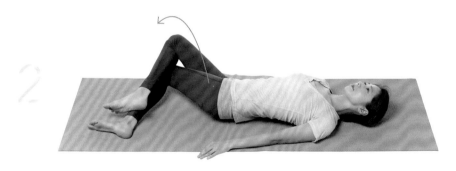

交叉的双腿向右转动，注意此时左肩不要离开地面，在最低处保持呼吸，维持 5 秒后恢复原位。换腿，反方向重复以上动作，左右交替做 10 次。

123

侧 躺 抬 腿

此运动能强化臀部外侧肌肉,还能矫正产后因骨盆开裂而内翻的双腿。另外,还具有塑造笔直大腿和消除肋骨及大腿赘肉的效果。

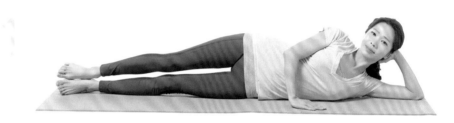

侧躺并单手支撑头部,另一只手撑在胸前,从头部到脚尖保持成一条直线。

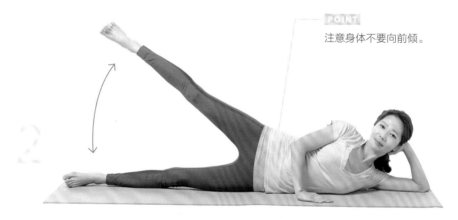

POINT

注意身体不要向前倾。

位于上方的腿上抬下降,重复做 10 次。然后对侧侧躺并换腿重复以上动作。

侧躺呈"蚌式"打开膝盖

　　因为怀孕和生产,骨盆发生变形,髋关节向内弯曲,双腿弯曲成"O"型。此动作能强化臀部外侧肌肉,强化髋关节肌肉,塑造笔直双腿。坚持做的话,能维持产后笔直美丽的双腿哦。

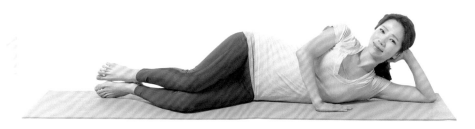

侧躺并弯屈膝盖,保持脚和骨盆在一条线上,单手支撑头部,另一只手撑在胸前。

POINT

注意骨盆不要向后倾,要垂直于地板,这样才能准确刺激臀部外侧肌肉。

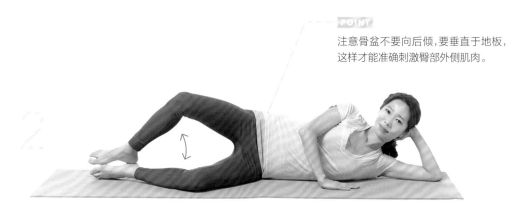

最大限度地张开位于上方的膝盖,维持 5 秒,然后闭合,重复做 10 次。对侧侧躺并换腿重复以上动作。

125

俯卧屈髋，抬高上半身

此动作对于恢复因怀孕和生产而内翻的髋关节具有非常好的效果，对于矫正骨盆效果明显。另外，此动作还能紧致腰部肌肉，有时间请大家多做此运动预防腰痛。

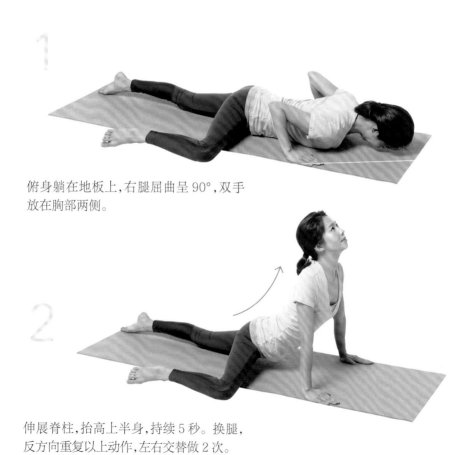

1

俯身躺在地板上，右腿屈曲呈90°，双手放在胸部两侧。

2

伸展脊柱，抬高上半身，持续5秒。换腿，反方向重复以上动作，左右交替做2次。

爬行姿势抬手抬腿

脊柱是我们身体最重要的部位,此动作能维持脊柱周边的肌肉支持,连接脊椎骨、肩胛骨、肩膀、骨盆和髋关节的小肌肉群。强化这些小肌肉群能矫正错位的肢体。此动作不仅能塑造全身的肌肉,还能强化核心肌肉,矫正骨盆。

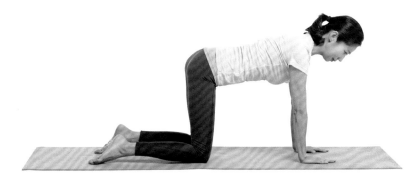

双手与肩同宽,双膝与骨盆同宽,做出爬行的姿势。

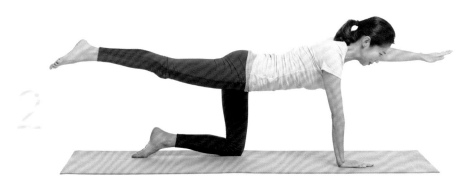

水平抬起左臂和右腿,维持此姿势 5 秒以上,如果此时身体晃动或者难以抓住身体重心,说明骨盆有错位。慢慢将手臂和腿放下,然后对侧重复以上动作,左右交替做 10 次。

躺在瑜伽球上，抬高上半身

　　虽然在地板上也能做相同的动作，但是在瑜伽球上做，要保持瑜伽球不滚动，就要稳住身体重心，所以会加大运动量。保持此姿势时，要抬起上半身而不晃动，不仅仅需要腹部肌肉，还需要用到腿部肌肉和很好的平衡感，所以此运动可以当之无愧地称为全身运动。如果刚开始难以稳住重心，可以找人帮忙固定瑜伽球。

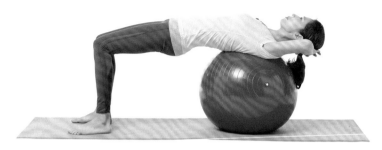

将背部靠在瑜伽球上，屈膝成直角，双脚与骨盆同宽，双手交叉置于脑后。

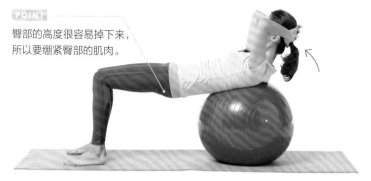

POINT

臀部的高度很容易掉下来，所以要绷紧臀部的肌肉。

一边吐气，一边抬高上半身至肩胛骨下方（胸罩带）的位置，目视前方，持续 5 秒，然后恢复步骤 1 的姿势，重复做 5 次。

躺在瑜伽球上，向前并排伸手

为了躺在瑜伽球上而不晃动，我们需要用到全身的核心肌肉，所以，此运动能很好地保持身体平衡，还可以塑造有弹力的腹部和腿部肌肉。如果刚开始难以稳住重心，可以找人帮忙固定瑜伽球。

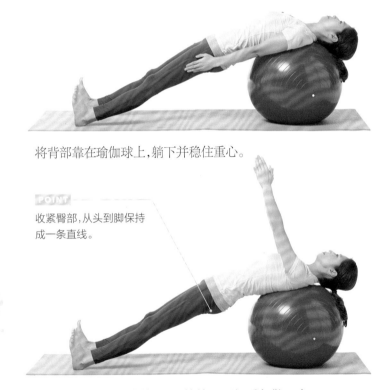

将背部靠在瑜伽球上，躺下并稳住重心。

POINT

收紧臀部，从头到脚保持成一条直线。

双臂并排向前伸，自然呼吸，持续 10 秒，重复做 2 次。

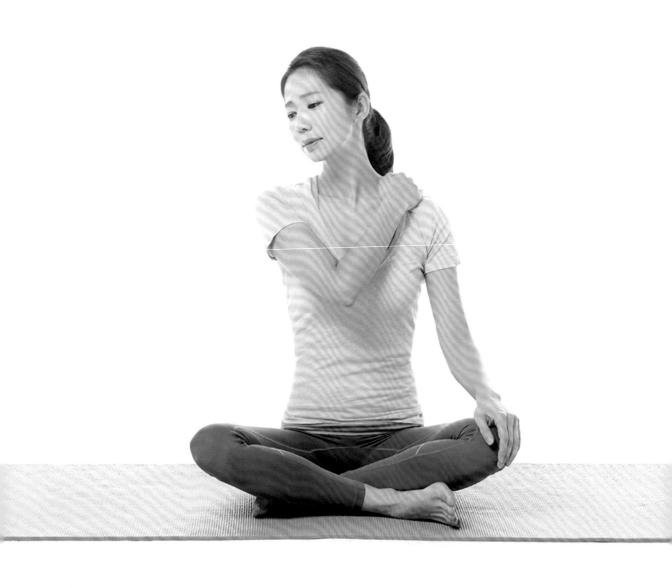

请拥抱因育儿而疼痛的身体！

产后疼痛
缓解运动

疼痛是由于小习惯的不断积累而瞬间出现的现象。抱着孩子，猛地把孩子举高，便可能会突然出现疼痛。生产之后，要塑造结实的身体，就要常做伸展运动，缓解因育儿而变得不均衡的肌肉，这样才能远离疼痛，实现轻松育儿。

错误的育儿姿势
会诱发产后疼痛

　　造成产后疼痛最主要的原因是哺乳姿势，这么说并不为过。如果长时间抱着孩子喂奶的话，背会自然前屈，头也会向前低下，这种姿势对产后变弱的关节和肌肉来说是难以承受的。

　　通过检查发现，因疼痛而去医院的产妇，大部分都出现了骨盆不对称的症状。肩膀、骨盆和髋关节向右倾斜，脊椎则向左侧弯，如此不平衡可能会导致严重的疼痛，所以要多加小心。

　　最重要的事就是坐姿。研究发现，跷二郎腿是导致骨盆不对称的最大原因。我在亲身育儿后发现，很难保持正确的姿势。特别是坐在沙发上喂奶的时候，大部分人都会跷二郎腿，这样喂奶会更方便。但是要预防骨盆不对称，就要养成正确的喂奶习惯。坐在椅子上喂奶时,请务必使用垫脚凳。喂奶的时候将垫脚凳放在旁边,不要跷二郎腿,而是把脚放在垫脚凳上。刚开始会不太习惯,但慢慢适应后就会感到方便了,而且能远离疼痛,实现轻松育儿哦。

在做家务时,比如蹲着用手拧衣服或者跪着擦地,这些都会对关节造成负担,所以尽量避免。另外,产后初期,长时间抱着孩子或者挤剩余母乳时,都要注意不要过度使用手腕关节。

产后6个月内出现的疼痛,可能是由于怀孕时变弱的体力或者是不太熟练的育儿姿势造成的,是关节和韧带在恢复原位的过程中出现的暂时性现象。随着身体慢慢复原,育儿技术越来越熟练,疼痛自然会缓解很多。但是,6个月以后出现的疼痛,可能是错误的小习惯长期积累的结果,此时就需要更加积极地进行矫正和运动了。

如果肩部疼痛到无法侧躺的程度,那可能是因为哄孩子睡觉时总是只向一侧躺着的缘故;如果腰痛很严重,则可能与婴儿背带长度过长有关。这种时候,哄孩子睡觉时,妈妈应该交替侧躺;婴儿背带过长,应调整背带至孩子的头部刚好与妈妈的下巴齐平即可。

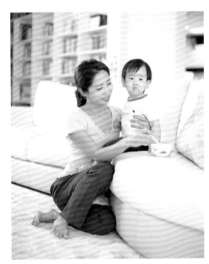

比姿势更重要的是
能支撑姿势的身体

大部分的妈妈们都只用身体更为舒适的一侧抱孩子，如果长此以往并形成习惯，会造成骨盆错位，各种疼痛也可能会出现。

但是，也不好提出"两边交替抱孩子"的建议，这话就好像对高尔夫选手说，"只向左侧挥杆的话，身体会歪斜，所以请左右交替挥杆吧。"

比姿势更重要的是塑造能够支撑这种姿势的身体状态。高尔夫选手总不能因为身体会歪斜就不打高尔夫吧！越是这种时候，"战后管理"就越重要。比赛前保持身体的平衡，比赛后进行伸展运动，将歪斜的骨骼和肌肉重新扶正。

初始喂奶后，妈妈们会出现肩颈疼痛、背部疼痛等症状，就会担心"是不是喂奶姿势不对呢？""只有我会感到疼痛吗？"此时最好的办法就是去塑造一个就算喂奶也不会感到疼痛的身体。喂奶之后一定要做伸展运动。什么都不做，只担心为什么会痛，是没有任何作用的。

疼痛是随着小习惯的不断积累而突然出现的。抱着孩子举高的一瞬间，疼痛可能就会突然袭来。从生产之日起，就要开始塑造结实的身体，一有时间就做做伸展运动，缓解因育儿而变得不均衡的肌肉，如此一来才能实现无痛育儿哦。

但是，骨盆疼痛需要被引起注意。生产以后的骨盆疼痛是没有经历过的人绝对无法感同身受的。整个骨盆都张开了，好像松动一般，也好像接口不对，活动的时候酸痛不已。骨盆疼痛时，比起运动，首先应当去医院检查髋关节软骨是否损伤。如果软骨没有损伤，那么通过运动矫正骨盆，疼痛就能缓和。

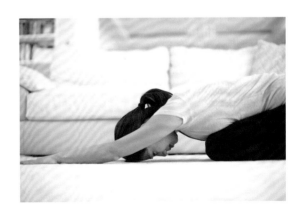

每天 5 分钟缓解疼痛的运动，
效果惊人

放松僵硬的脖子

怀孕之后，脖子向前突出，背部前屈，支撑骨骼的深层肌肉弱化，表面能看见的大块肌肉僵硬地屈曲。在这种情况下，生产以后经常抱着孩子，脖子和肩膀的痛症只会加重。首先，应该放松僵硬的肌肉，均衡强化脖子前后左右的肌肉。

放松沉重的肩膀

生产以后，抱着孩子、喂奶、哄孩子睡觉，这些育儿动作都会加重肩部疼痛。肩关节活动顺畅的话，不论是连接肩膀前方的胸部，还是连接肩膀后方的背部，所有的疼痛都能消除。

缓解手腕的刺痛和酸痛

生产之后，产妇们最常抱怨的疼痛部位就是手腕。在韧带弱化的情况下，不论是抱有一定重量的孩子，还是做家务，都是在过度使用手腕。一有时间就应该做简单的按摩，或者通过拉伸来放松手腕周围的肌肉。

矫正骨盆角度

在肌肉没有恢复的状态下，不正确的育儿或者做家务的姿势，都会使腰痛变得更加严重。特别是当骨盆和腰椎的角度没有恢复正常时，腰痛更会加重。虽然腰部肌肉也很重要，但是弱化的腹肌和大腿后侧的肌肉也可能引起腰痛，所以要强化以上部位的肌肉，舒缓僵硬的肌肉。

舒缓如石头般僵硬的背部

背部是连接脖子、肩膀和腰部的部位，所以充分放松上半身的背部是很重要的。特别是背部是很少活动的部位，所以我们要经常有意识地去做伸展。如果背部弯曲，自然会收紧上半身前面的肌肉，从而导致背部肌肉更加弱化，所以胸部肌肉也要一起放松。

缓解尾骨疼痛

很多产妇都会抱怨尾骨疼痛，但是却难以通过正常运动解决此问题。最好的办法就是经常揉搓尾骨，做尾骨按摩。虽然尾骨疼痛在生产之后能恢复，但是却需要很长时间，所以要保持耐心，坚持做按摩。疼痛的时候随时按摩，就能缓解疼痛啦。

使疼痛僵硬的髋关节变柔软

腰部下方出现疼痛，大家会自然而然地认为是骨盆疼痛，实际上骨盆疼痛最常见的部位是髋关节。怀孕后子宫变大，髋关节也会向内弯曲，因此下半身关节的排列全被打乱，膝关节疼痛或者骨盆疼痛也随之产生。将向内弯曲的髋关节恢复原位，就可以解决髋关节、膝关节和骨盆的疼痛，还能塑造美丽的下半身线条哦。

利用瑜伽带拉伸头部

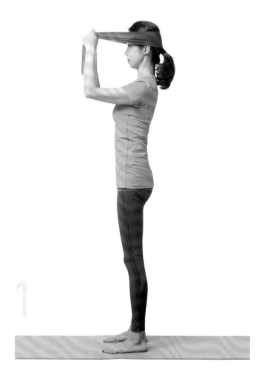

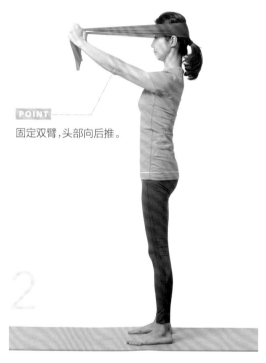

POINT

固定双臂,头部向后推。

双手抓住瑜伽带,放在脑后。

一边吐气,一边感受人中向后移动,将头部向后推。此时,感受肩胛骨之间有拉伸的感觉。坚持10 秒,然后放松,再重复以上动作做 10 次。

TIP 52 页介绍的"伸展肩颈"也对缓解颈部疼痛有帮助。

138

生产之后 3 个月,颈部和肩部疼痛突显,这是因为怀孕和生产导致体形变化以及抱孩子和哺乳姿势导致背部疼痛加重,此运动能帮助强化颈部周边的肌肉。

动作要领

如果没有瑜伽带,可以在颈后垫枕头,将头向后推。

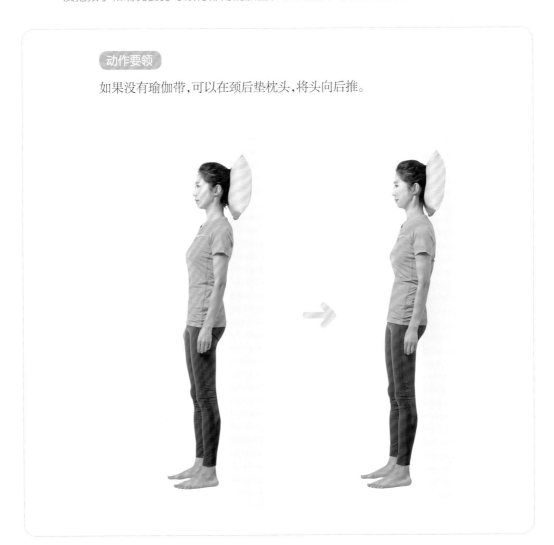

抓住瑜伽带转动肩部

此动作不仅能舒缓肩关节和肌肉,还能舒缓胸部至背部的肌肉。比起没有弹性的毛巾,抓住有弹性的瑜伽带更能强化肌肉。

POINT
防止耳朵和肩膀靠在一起,下压双肩。

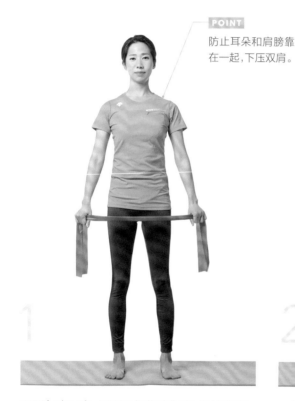

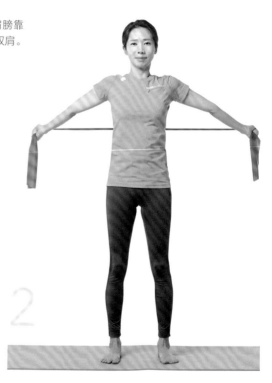

双腿与肩同宽,用双手抓住瑜伽带,保持宽度。

TIP 如果没有瑜伽带,可以用有弹力的丝袜代替。

一边吐气,一边伸展双臂,向后转动,再重新向前转动,回到原位,重复做 20 次。

双臂弯曲成"W"形

　　肩胛骨部位虽然有很多手臂、肩膀、背部运动时需要用到的肌肉,但是平常运动较少,而且姿势微驼,所以这个部位很容易出现疼痛。放松肩胛骨周围紧张的肌肉,能够缓解肩颈和背部的疼痛。

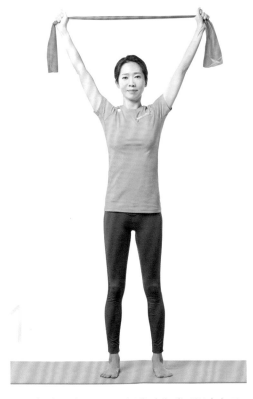

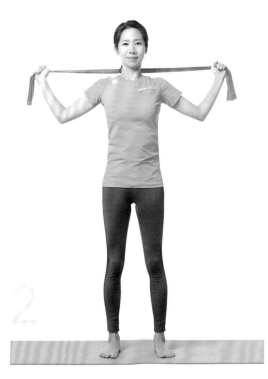

双腿与肩同宽,用双手抓住瑜伽带,举过头顶。

 如果没有瑜伽带,可以用有弹力的丝袜代替。

一边吐气,一边屈肘,双臂成"W"形。此时肩胛骨向中间收紧,然后举起双臂向前放下,重复做 10 次。

扶住桌子,压低上半身

压低上半身的时候,肩膀后侧的肌肉和脊柱的全部肌肉都能得到充分放松,因此能缓解和预防肩颈和背部疼痛。疼痛发生时,做此动作能即刻缓解疼痛,获得舒适感。

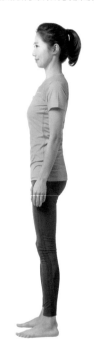

1

在桌前后退一步,双腿与肩同宽。

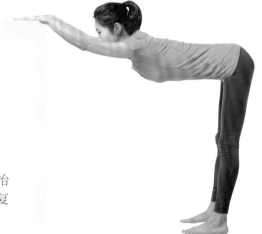

2

将双手放在桌子上,上半身慢慢压低,尾骨向上抬高,下半身向后翘起,持续 10 秒,抬起上半身,恢复到步骤 1,重复做 5 次。

将前臂放在墙上，上半身向前移动

此动作能放松胸部肌肉，活动肩关节。此外，还具有预防和缓解一字颈的效果。

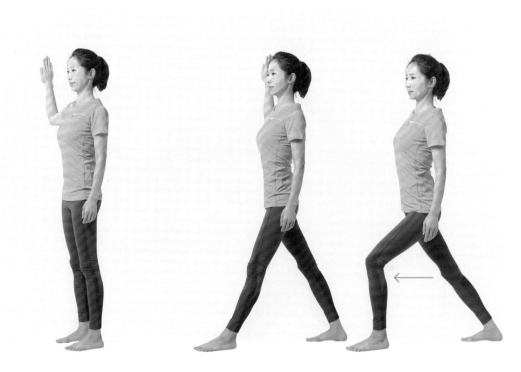

1　右臂屈曲 90°，固定在墙上。

2　左脚向前踏出一步，膝盖屈曲，胸部慢慢向前移动，持续 10 秒后放松，再重复以上动作做 10 次，恢复原位后反方向重复以上动作。

平躺在地，腰部贴近地面

　　因怀孕和生产而变形的骨盆和腰椎在没有恢复原位的情况下，用身体难以承受的姿势做家务或者由于过分产后调理而导致活动量骤减，可能会导致腰痛恶化。此动作有利于强化腹肌，放松紧张的腰部肌肉，解决腰痛现象。

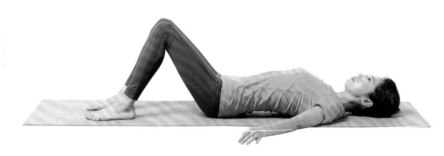

背部平躺在地上，屈曲双膝。

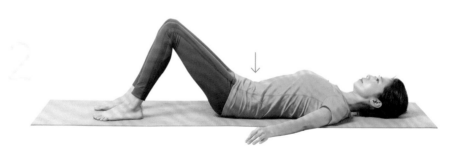

深呼吸收腹，腰部紧贴地面，持续 5 秒后放松，重复做 10 次。

(TIP) 110 页介绍的"猫式伸展运动"也具有缓解腰痛的效果。

爬行姿势向旁侧提腿

　　由于怀孕时体形变化,生产以后腿部弯曲,骨盆疼痛也有可能产生。此运动能
强化髋关节肌肉,恢复向内弯曲的髋关节,常做的话能缓解疼痛。

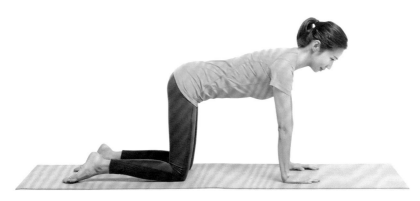

双膝与骨盆同宽,双手与肩同宽,做爬行姿势。

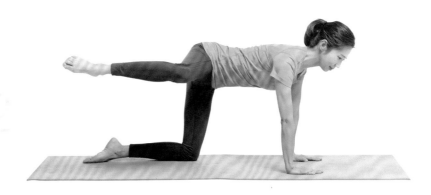

右腿慢慢向旁侧抬高,然后回到原位,重复做 10 次。
换腿,反方向重复以上动作。

前后翻滚按摩背部

造成疼痛最大的原因之一就是错误姿势导致肌肉不均衡弯曲。通过滚动背部的动作能缓解紧张的背部肌肉和腰部肌肉,从而达到缓解疼痛的效果。

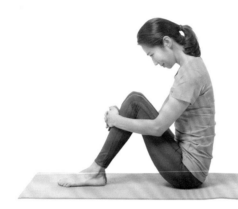

坐位,双臂抱住膝盖。

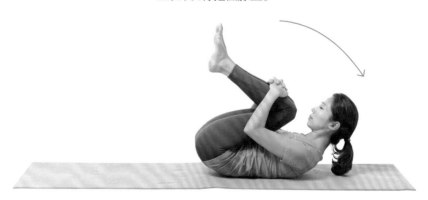

弯曲背部,向后滚动,再利用反作用力坐回原位。感受背部
如同按摩一般,在地板连续滚动 20 次。

抬起背部，压低上半身

放松紧张的肩膀和背部肌肉，能够缓解肩膀到颈部的肌肉以及胸部肌肉。此动作对于缓解上半身出现的各种痛症有非常好的效果哦。

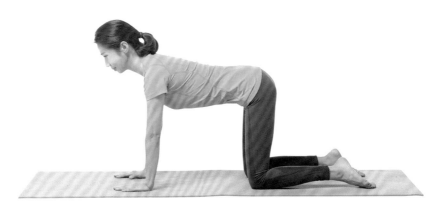

双膝与骨盆同宽，双手与肩同宽，做爬行姿势。

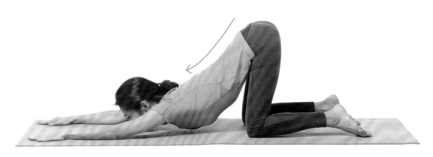

双臂向前伸展，臀部向后抬高，伸展上半身。保持呼吸，持续 10 秒后恢复步骤 1，重复做 5 次。

利用瑜伽棒进行尾骨按摩

尾骨作为连接众多韧带的部位,生产之后产妇们都抱怨尾骨酸痛,但是想解决却很困难。韧带恢复的速度非常慢,即使接受物理治疗,也需要3~6个月才能恢复。所以每当疼痛时,利用瑜伽棒经常按摩尾骨吧。

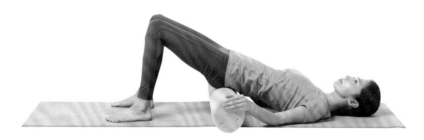

背部躺在地上,在尾骨下方垫瑜伽棒。

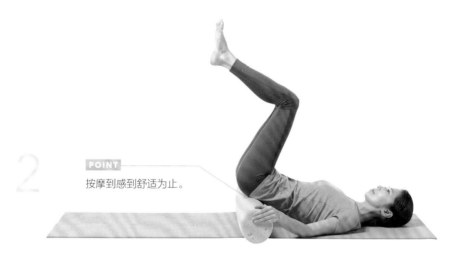

POINT
按摩到感到舒适为止。

上下移动瑜伽棒,充分按摩尾骨。

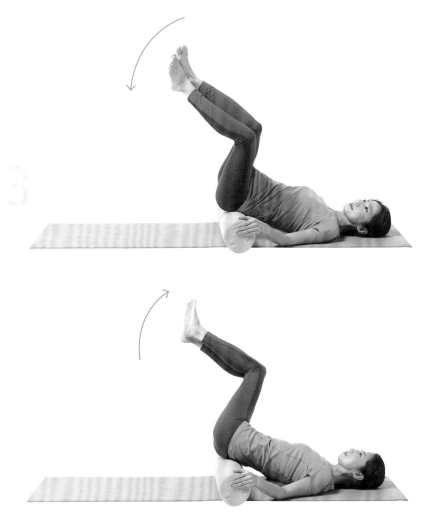

抬高的双腿向左右交替倾斜，充分按摩尾骨。

手 腕 按 摩

手腕疼痛是生产后经常出现的症状,这是由于在手腕力量弱化的状态下,过度
使用导致的。抱着孩子或者做家务活之后,做做简单的按摩或者通过做伸展运动
来放松手腕吧。比起自己做,让丈夫帮忙效果会更好哦。

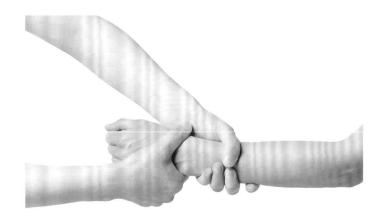

丈夫用双手抓住妻子的腕关节,用力按摩 5 分钟,然后换另一只手。

(TIP) 如果手腕疼痛的话,不要亲自按摩。

按 摩 手 掌

　　经常按摩手掌,不仅能放松手部周围的肌肉,还能促进血液循环,缓解浮肿和疼痛。产后手部经常浮肿的话,可以经常让丈夫帮忙按摩。

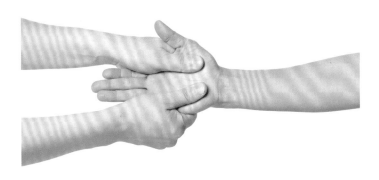

丈夫用大拇指按压妻子的手掌,按摩5分钟后换另一只手。

(TIP)　如果手腕疼痛的话,不要亲自按摩。

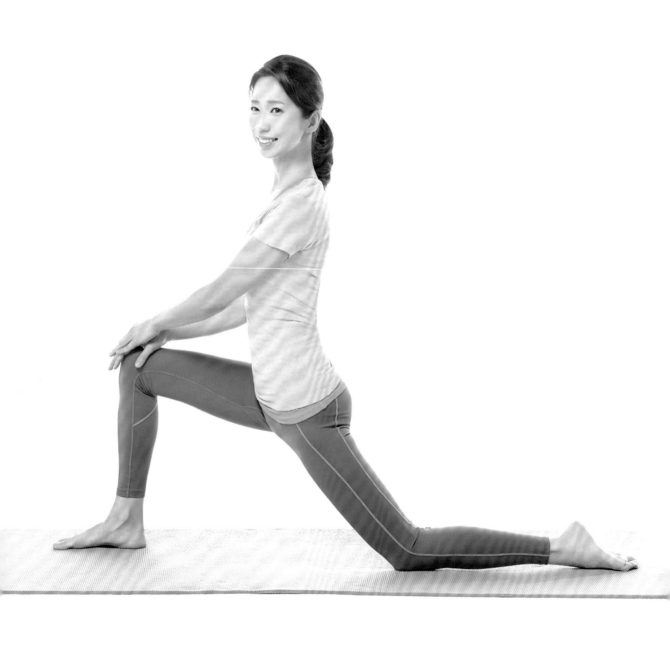

挑战美丽有弹性的好身材吧!

不同部位的

集中管理

运动

认真完成前面介绍的产后 6 个月不同阶段的骨盆运动,过了 6 个月就该为塑造美丽体形
而开始针对不同部位的运动了,另外还能预防疼痛和浮肿哦,所以有空就常做吧。

比少女时期更加苗条，
恢复紧致身材

　　即使怀孕前很苗条的人，生产之后照镜子也会叹气。曾经扁平的腹部现在也隆起了，臀部也不知道走形成什么样，镜子前站的简直就是肥胖的大妈。双腿浮肿，和象腿相差无几。经常抱孩子，手臂自然得到锻炼，但是为什么手臂的肉还是一点都不紧致，松松垮垮的……即使体重回到怀孕前的程度，身材却和以前不一样了。

　　如果产后减肥的目的只是单纯地想减重，那么即使不做我现在介绍的肌肉强化运动也没有关系。但是如果想塑造紧致的、有曲线的身材，那么就需要做肌肉运动。

　　认真完成前面介绍的产后 6 个月不同时期的骨盆运动，过了 6 个月就该为塑造美丽的体形而开始针对不同部位做运动了，不仅能获得美丽的身材，还能预防疼痛和浮肿哦。

不同部位的管理运动，
有如此功效

让松软的腹部赘肉变结实

生完孩子，有一瞬间会感到惧怕和被打击，那就是发现孩子分明已经生出来了但腹部依然松软。要使腹部扁平，就要恢复前面提到过的分离的腹直肌。而要恢复分离的腹直肌，就要从多方向收紧位于腹部纵向、横向和对角线的肌肉。如果腹肌很脆弱，则很有可能是由于骨盆错位，这时通过运动能够获得矫正骨盆的效果哦。

最大限度地提高下垂的胸部

胸部是在经历怀孕和生产后，模样变化最大的部位。但是胸部大部分由脂肪构成，所以很难通过运动使其变化。也就是说，并不需要做困难费力的运动，通过轻微的动作，恢复乳腺的弹力，刺激支持胸部的肌肉，就能在一定程度上恢复低垂的胸部。

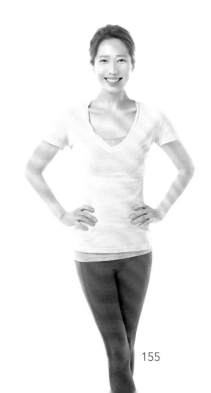

肥大的臀部收紧成苹果臀

由于怀孕和生产,骨盆周边的关节和韧带变得松弛,臀部下垂且肥大。此时如果从多方向均匀刺激臀部肌肉,不仅能得到矫正骨盆的效果,还能塑造如苹果一般圆润且富有弹性的凹凸有致的臀部曲线。臀部运动时还会使用到大腿肌肉,所以做臀部运动还有塑造下半身的效果哦。

塑造结实性感的大腿

怀孕后,为了保护胎儿,不仅腹部和臀部会发生变化,大腿的体脂含量也会增加。特别是大腿内侧肌肉不多,脂肪更容易附着。母体的血液增加了40%,下半身浮肿也就更容易出现。应对下半身肥胖和浮肿,伸展运动是最好的方法。在放松和收缩肌肉的同时,还能促进血液循环和淋巴循环。

将肿大的小腿变得笔挺

生产之后,小腿和脚都会浮肿,甚至到了走路不便的地步。体重也减不掉,现在连浮肿也十分严重,这种不便真是难以形容。如果拉伸小腿肌肉,不仅能放松肌肉,还能预防浮肿,当然小腿也会变细。活动脚踝的动作虽然很简单,但是可以连同小腿肌肉一并拉伸,非常有效。

减掉腰部和肋部赘肉

生产后,和腹部一样走形最多的部位就是腰部。肋下部位经常出现我们常说的"游泳圈"，而且腰部线条和臀部线条傻傻分不清，此时我们应当强化位于肋部的腹直肌。纵向收紧腹直肌，腰部线条会变得结实，全身的身体曲线也会恢复。

将松弛的蝴蝶袖变得有弹力

体重上升再下降，会导致全身的皮肤弹性随之下降。特别是手臂部位的皮肤较薄，所以更容易松弛。要恢复手臂的弹性，俯卧撑是最棒的运动。手臂、肩膀、腋下、背部、腹肌的肌肉都能刺激到。通过扶住墙壁、地板或者膝盖跪在地板上，可以自行调节强度。

反方向握手拉伸

　　曾经丰满的胸部，在生产之后出现松弛下垂的现象。经常做此动作，对恢复产后松弛的胸部很有帮助。此动作能刺激支撑乳腺的胸部肌肉，从而恢复乳腺的弹性。动作虽然简单做着不累，但却有很好的效果哦。

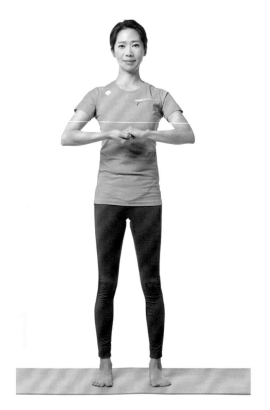 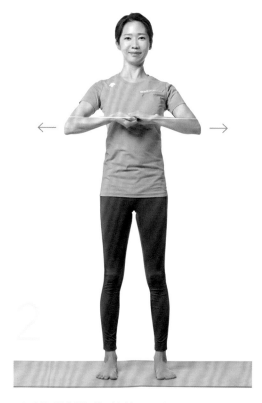

坐着或者站立，双手反方向握住，置于胸前。

双手像外侧拉伸，持续 10 秒后放松，重复做 10 次。

扶墙俯卧撑

　　胸部的脂肪组织是很难通过运动改变大小或者增加弹力的。但是如果强化位于脂肪组织下方的肌肉,却能达到使垂坠的胸部上提的效果。通过做俯卧撑,不仅能锻炼胸部肌肉,还能使手臂和肩部肌肉变得紧致,试试看吧!

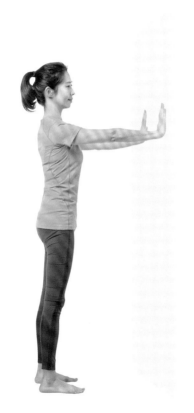

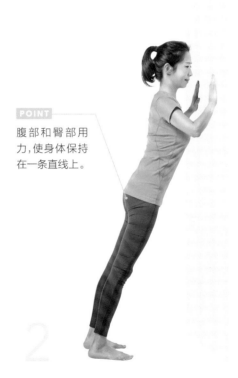

POINT

腹部和臀部用力,使身体保持在一条直线上。

站在墙壁前,后退一步,双脚与肩同宽,双手张开比肩稍宽,扶住墙壁。

弯曲再伸直手臂,重复做 10 次。

窄距俯卧撑

做俯卧撑的时候,双臂张开的宽度不同,刺激的部位也不同。要想使松弛的手臂变得结实,将双臂微微打开,宽度小于肩宽。这样需要用到更多的手臂力量,对减掉蝴蝶袖有明显效果。

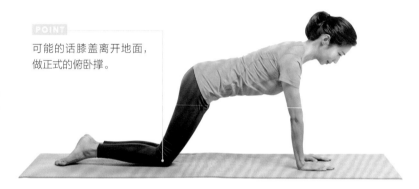

POINT
可能的话膝盖离开地面,做正式的俯卧撑。

俯身,膝盖着地,双臂稍窄于肩宽。

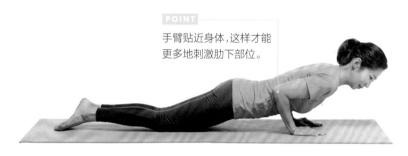

POINT
手臂贴近身体,这样才能更多地刺激肋下部位。

吸气,双臂弯曲,身体向下,然后边呼气边起身。重复做 10 次以上。

宽距俯卧撑

　　张开双臂做俯卧撑,需要用到腋下部位的力量,所以对减掉内衣外松弛的赘肉很有帮助。俯卧撑是一种能同时锻炼肩膀、背部、胸部、腹部还有臀部的运动哦。

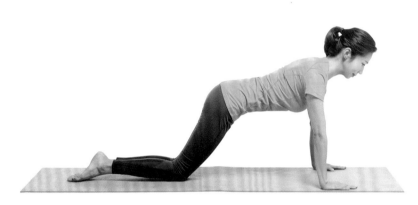

俯身膝盖着地,双臂宽于肩宽。

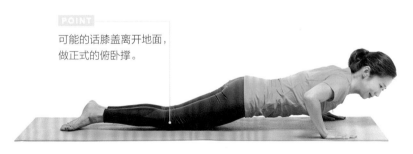

POINT

可能的话膝盖离开地面,
做正式的俯卧撑。

吸气,双臂弯曲,身体向下,然后边呼气边推起身体。重复做 10 次以上。

平 板 支 撑

产后妈妈们最担心的难道不是腹部赘肉吗？此动作不仅能帮助腹肌变得结实紧致，还能强化全身的肌肉，具有恢复产后身体弹力下降的效果。如果想仅通过一个动作就能使全身变得紧致有弹力，那么我推荐这个运动。

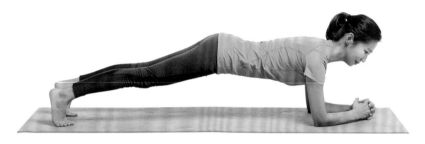

俯身的姿势，用胳膊肘撑地，抬起身体，从头到脚保持成一条直线，持续 30 秒，放下臀部，调整呼吸，重复做 3 次。

TIP 在双膝之间夹瑜伽球或者枕头，并且用力推挤，会具有更强烈的效果。

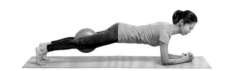

弯曲尾骨并抬起

下腹部没有上腹部那么容易可以通过运动变得结实紧致。此动作虽然运动幅度不大，但是需要用到许多下腹部的力量，所以比想象的要累，但是效果明显哦。

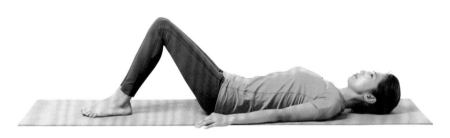

笔直平躺，膝盖屈曲 90°，双手向下，置于地面。

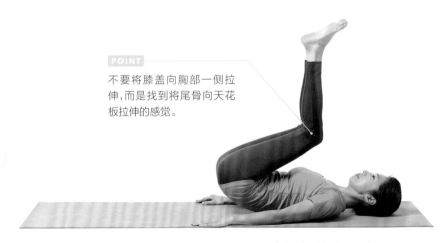

POINT

不要将膝盖向胸部一侧拉伸，而是找到将尾骨向天花板拉伸的感觉。

收紧腹部，抬高双腿，弯曲尾骨并从地板抬起，持续 10 秒后恢复姿势 1，重复做 10 次。

在瑜伽棒上拉伸膝盖

　　虽然此动作具有一定难度，但是效果与难度成正比。此运动不仅能强化腹肌和大腿后侧肌肉，还能使全身变得紧致。坚持滚动瑜伽棒，能达到有氧运动的效果，有助于燃烧脂肪哦。

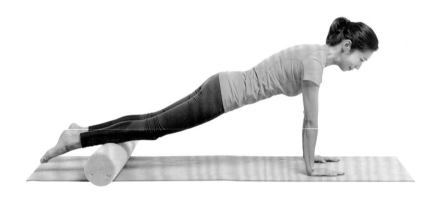

双手撑地，小腿放在瑜伽棒上。

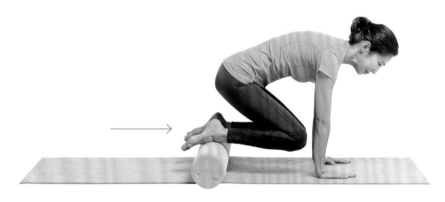

膝盖向胸部一侧拉伸，然后恢复原位。此时头部不要抬起，
视线望向地板。重复做 10 次以上。

爬行姿势抬腿

如果臀部和大腿的界限不分明,那么臀部会显得肥大,腿部则会显得短。此动作能使臀部至大腿后侧的肌肉变得紧致,臀部变得高翘,背影变得优美。

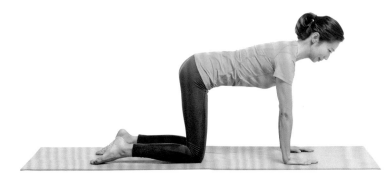

双手与肩同宽,双膝与骨盆同宽,做出爬行姿势。

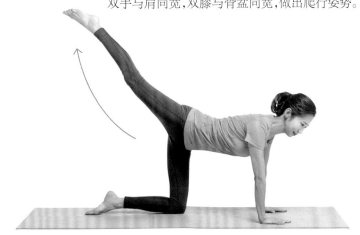

右腿向后伸展并抬高,注意固定身体,臀部不要向一侧偏斜,持续5秒后恢复步骤1,重复做10次后换腿,重复以上动作,左右交替。

双腿分开蹲起

肌肉可以消耗更多的能量,肌肉含量多,基础代谢率会增加,就不容易长肉。锻炼身体最大的肌肉——大腿肌肉,不仅能增加基础代谢率,还能塑造紧致的下半身线条哦。

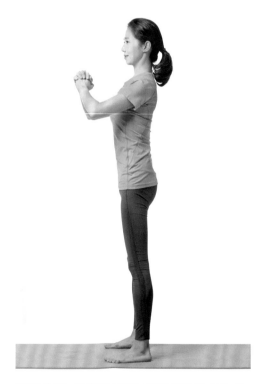

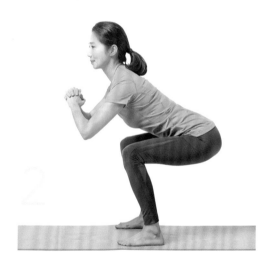

双腿分开,略宽于肩膀,双手交叉放在胸前。

臀部向后翘,身体下蹲,注意膝盖不要超过脚尖,然后用后脚跟的力量踩住地板站起来,此时收紧臀部,大腿内侧用力,重复做 20 次。

向后弯腿踢臀

想要把肥大的臀部变成苹果臀,想要除去肋部和腰部的赘肉,那么就要打造上臀部和侧臀部的线条。此动作需要相当大的上臀部和侧臀部的力量,所以能够使臀部变得浑圆结实。

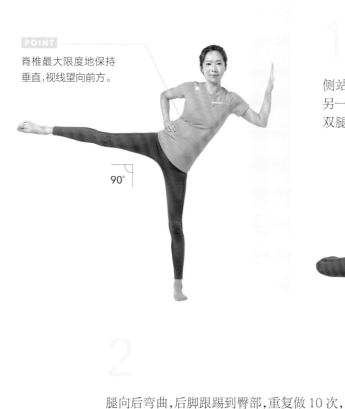

POINT
脊椎最大限度地保持垂直,视线望向前方。

90°

侧站于墙壁前,单手扶住墙壁,另一只手放在腰上,抬起一条腿,双腿呈 90°。

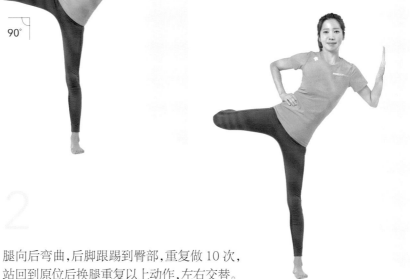

腿向后弯曲,后脚跟踢到臀部,重复做 10 次,站回到原位后换腿重复以上动作,左右交替。

平躺屈膝触碰脚后跟

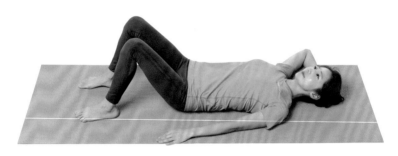

平躺,屈曲膝盖,双脚与骨盆同宽,右手放在头后,
左手手掌向下,置于地面。

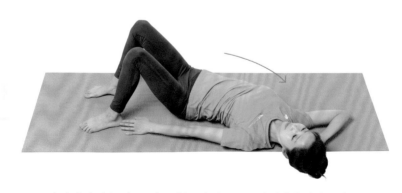

上半身向左扭动,用左手触碰左脚后跟,此时收紧左侧肋部。

虽然腹部赘肉也令人苦恼，但是鼓起的肋部赘肉也不容易减掉吧？想要把软绵绵的肋部赘肉变得结实，就要锻炼位于肋部的腹直肌。此动作能打造腰部线条，使松弛的腹部变得结实紧致哦。

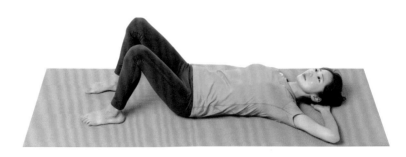

恢复步骤1的姿势，左手放在头后，右手手掌向下，置于地面。

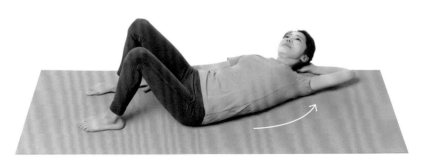

半身向右扭动，用右手触碰右脚后跟，此时收紧右侧肋部，步骤1~4重复做10次。

拉伸大腿四周

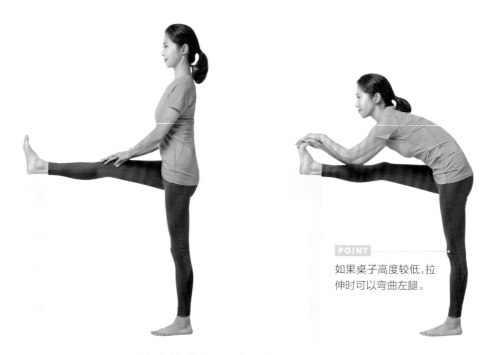

POINT

如果桌子高度较低,拉
伸时可以弯曲左腿。

站在桌前,将右腿放在桌上,压低上半身,将脚尖
靠近身体,拉伸腿后侧。

想要打造细长的双腿,最基本的就是做拉伸肌肉的伸展运动。如果你还在担心大腿内侧缺少弹力,外侧脂肪堆积,前侧肉鼓出,后侧脂肪堆积,那么通过四周拉伸运动,轻松解决下半身肥胖。

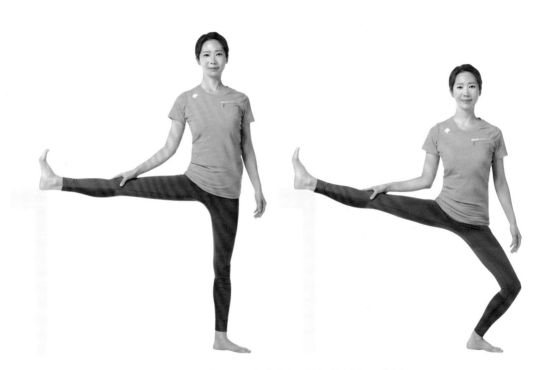

身体扭向旁边,弯曲左侧膝盖,拉伸右腿内侧。

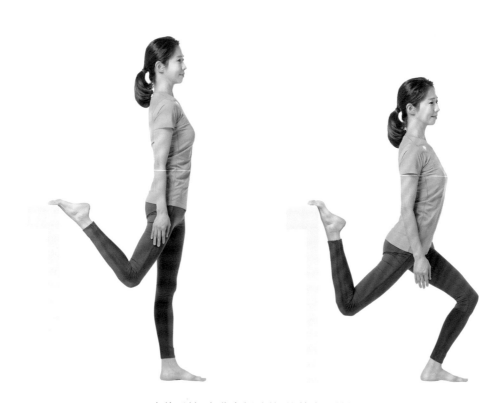

身体后转，弯曲左侧膝盖，拉伸右腿前侧。

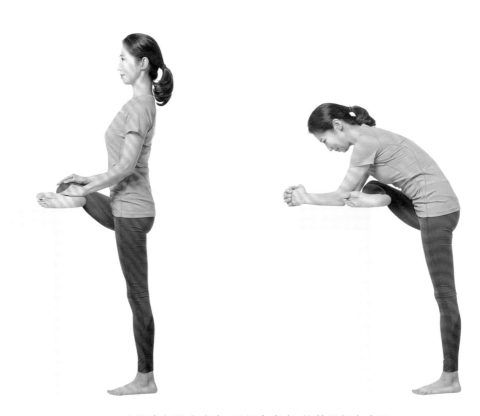

右腿盘起放在桌上，压低上半身，拉伸臀部和大腿外侧。

拉伸小腿肌肉

小腿大部分是由肌肉组成,所以很难通过减掉脂肪使小腿变得纤细。但是伸展拉长僵硬的肌肉,消除浮肿,小腿自然会变得纤细。此动作能放松小腿和脚踝肌肉,帮助下半身的循环加快,有助于塑造纤细的双腿。

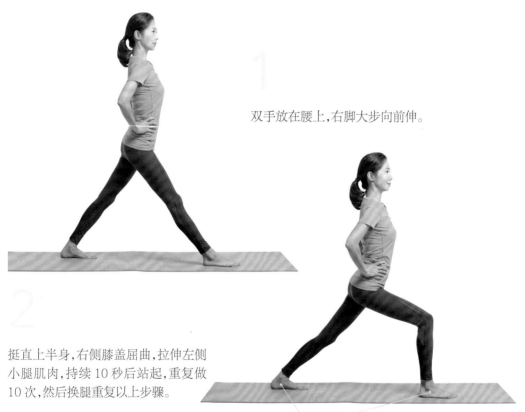

1

双手放在腰上,右脚大步向前伸。

2

挺直上半身,右侧膝盖屈曲,拉伸左侧小腿肌肉,持续10秒后站起,重复做10次,然后换腿重复以上步骤。

POINT

双脚不要变成八字,而是维持"11"的形状。

站在台阶边，踮起脚尖

　　脚和腿离心脏较远，血液容易不畅通。此时通过拉伸脚踝和小腿肌肉，不仅能促进下半身的血液循环，缓解浮肿，还能预防脚踝和膝盖疼痛。这是非常简单却非常有效的运动。

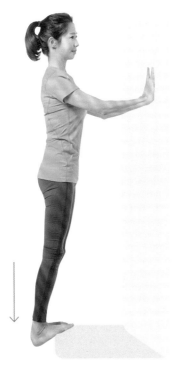

站在台阶末端，只用脚尖支撑。

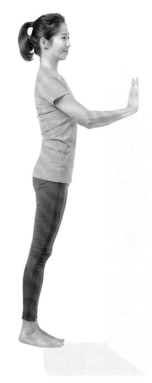

像踮脚一样，抬高脚后跟然后放下，重复做 20 次，做 3 组。

减轻疼痛、
有利于生产的

产前伸展运动
与按摩

孕妇呼吸法

　　孕期为了保证胎儿成长,孕妇横膈膜的位置会上升,肺活量则会下降,呼吸频率增加,深呼吸变得困难。此时如果不熟悉呼吸方法,越临近预产期就越容易出现各种问题。此呼吸方法既有利于孕妇,也有利于孩子,不仅能增加肺活量,还能促进血液循环,所以从怀孕初期到末期要坚持做哦。

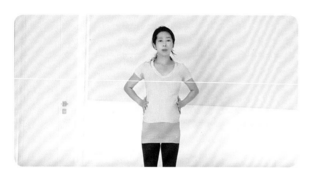

1
双腿与肩同宽,选择舒适的方式站立。

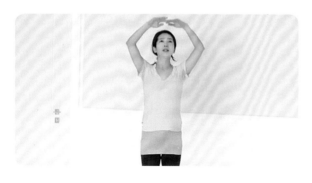

2
双臂围成一个大圆。

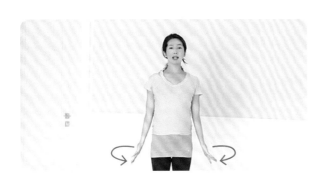

3

手掌向外,肩部保持不动,手掌向内翻转。做这个动作能打开肩部,还能放松胸部。

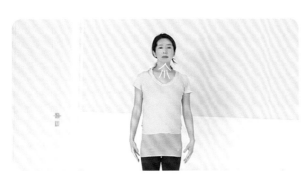

4

用鼻子深吸一口气,到腹部胀起为止,然后缓缓呼气。

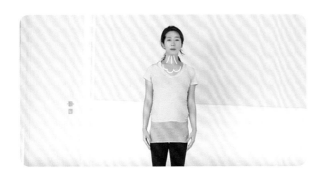

5

在呼气时,收缩肩胛骨下方肋间内肌,如同关上肋骨一样,呼气比吸气要更长,这样才能有效果,每天做 10 次。

顺产运动

如果想要自然分娩,那么就要保持髋关节的活动范围,即保持盆底肌的柔软性和弹性。此动作能够有效刺激该部位,而且由于不会使用腹肌,所以对胎儿没有影响。此动作对顺利生产和恢复分离的骨盆有很好的作用,所以从怀孕 5 个月开始到生产前坚持做吧。

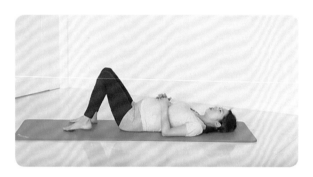

1

按照舒服的姿势平躺,屈曲膝盖。

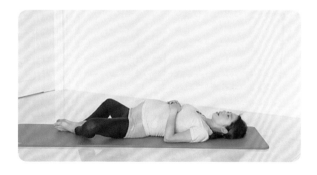

2

分开双膝,自然地将双脚靠拢,不需要将聚拢的双脚向离身体太远的地方拉伸。

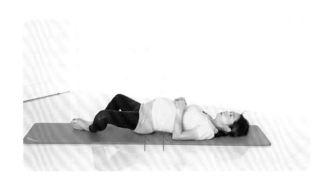

3

收缩骨盆下方的肌肉,抬高臀部,此时注意腿部不要跟着抬高。

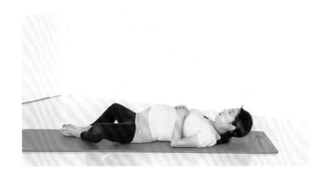

4

想要有更强的效果,可以稍微把头部抬高,但是 30 周以上的孕妇要谨慎头部动作。

产前下肢运动

孕妇肚子凸出,行动费力,所以大部分的时间都是坐着的。虽然坐着有利于身心安全,但是会压迫下半身肌肉和神经,可能成为诱发疼痛的因素。此动作能放松臀部下方下行的神经和包围神经的肌肉,带来舒适感。此外,还有利于塑造产后美丽纤细的双腿。此动作适合怀孕 5 个月到怀孕 8 个月的孕妇,请每天做。

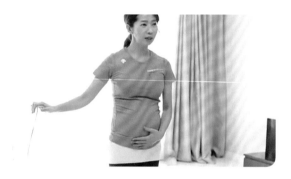

1

可以单手扶着桌子或者椅子,稳住重心。

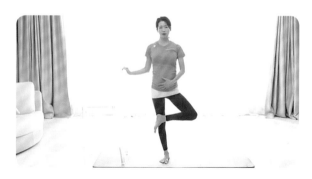

2

一条腿屈曲呈 90°,放在另一条腿的膝盖上。

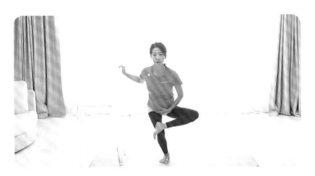

3

保持脊椎笔直,屈曲膝关节,重点是放松臀部肌肉,重复做 2~3 次后反方向重复以上动作。

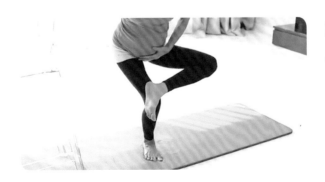

TIP

屈曲膝关节时,不要过于向前压低身体。

腰痛缓解运动

　　孕期后半程,不仅仅是疼痛,连体形也会发生急剧变化。为了改善此现象,需要强化胸前、肩部和背部肌肉。此运动不仅能锻炼上半身,还能锻炼到臀部肌肉,当然能矫正体形,改善疼痛现象。怀孕 5 个月到生产前要坚持做哦。

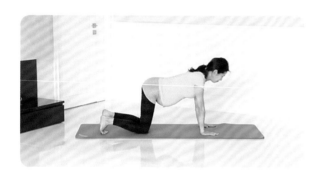

1

双臂与肩同宽,双膝与骨盆同宽,保持爬行姿势。

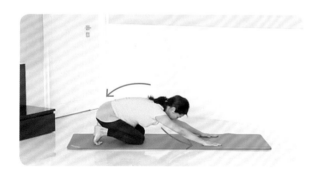

2

如坐在地上一般,臀部向后拉伸,充分伸展手腕至腋下部位。

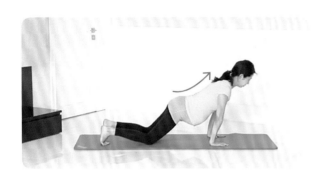

3

比起姿势 1,身体更加向前,重复步骤 1~3,4~5 次,然后恢复姿势 1。

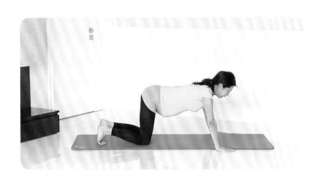

4

双手分开,略宽于肩。

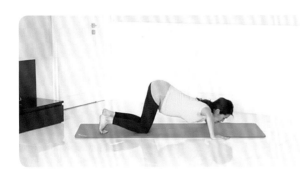

5

做手臂俯卧撑,脸不要触地,每天做 5~10 次。

腰部伸展运动

　　越到怀孕后半期，越感到疼痛的部位就是腰部和臀部了。站立的时候腰部肌肉收缩导致疼痛产生，骨盆开裂也会诱发疼痛。此动作不是躺着的，而是生活中经常能做的动作，而且能够刺激腰部、臀部、尾骨，缓解疼痛。怀孕 5 个月起到生产前请坚持做哦。

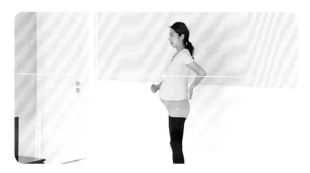

1

双腿分开，略窄于肩，自然站立。

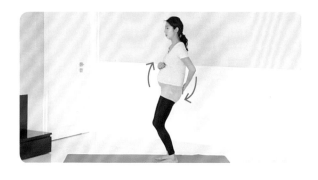

2

将腹部向胸部一侧抬高，臀部则向下，如果感觉做此动作吃力，可以稍微屈曲膝关节，然后恢复姿势 1，每天做 5 次。

腰臀部伸展运动

　　孕妇由于腹部负担较重,所以坐下的时候会双腿分开,长此以往臀部会更加外扩,尾骨疼痛也会更严重。此动作能够向前拉伸腰部,改善痛症,促进下肢的血液循环。不仅能改善腰部、臀部、腿部、肩部的问题,还能一次性改善全身的疼痛。怀孕 5 个月到生产之前要坚持做哦。

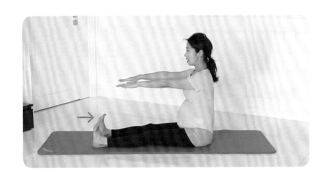

1

虽然会有一些吃力,但是要做到膝盖靠拢,双腿伸展呈"11"的形状,双臂并排向前伸,脚尖向肚脐一侧拉伸,注意此时膝盖不要离开地面。

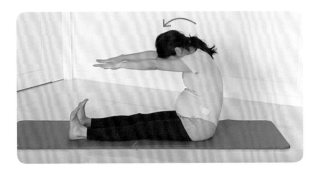

2

一边呼气一边像虾一样弯曲背部,注意此时手臂不要再向前伸,然后吸气并慢慢恢复姿势 1,每天做 5 次。

尾骨按摩与伸展运动

　　让孕妇们感到苦恼的症状之一就是尾骨疼痛。刺痛的感觉从怀孕中期一直持续到怀孕末期，所以是不是经常想去汗蒸或者按摩呢？此动作不需要帮忙，自己就能完成，收缩连接尾骨和骨盆的韧带，会给您舒适的感觉。躺着的时候或者早上起床时简单做一做吧，此动作适合怀孕 5 个月到生产之前，坚持做哦。

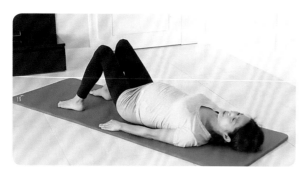

1

背部躺在地上，屈曲膝关节。

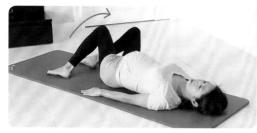

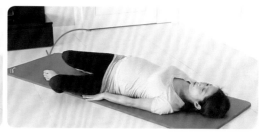

2

不要移动骨盆，双腿左右晃动，骶骨依靠地板按摩，比起松软的褥子和地毯，在硬地板上做更有效，重复做 2~3 次。

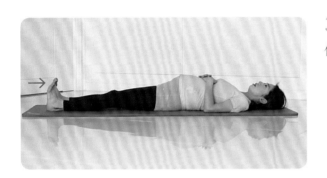

3

伸展双腿，脚趾向肚脐一侧拉伸。

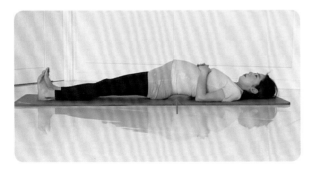

4

利用脚跟的力量收紧臀部，此时膝盖
不要弯曲，慢慢放松臀部，恢复姿势2，
重复步骤2~4，重复做3次。

丈夫为妻子做腿部按摩

怀孕 6~7 个月时，腹部非常凸出，腿以下的血管受到压迫。此时由于肌肉收缩、血液循环不畅，所以脚踝、脚背、小腿、大腿都会感到疼痛。放松其中任何一个部位都能使整个腿部更轻松，还能帮助塑造产后苗条的双腿。从怀孕 5 个月到生产之前要坚持做哦。

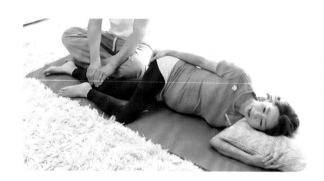

1

丈夫帮妻子轻轻按摩小腿内侧和跟腱之间的部位，按照从下到上的方向进行按摩。

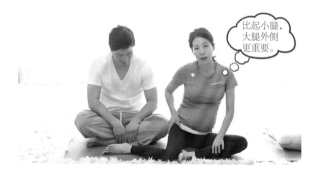

比起小腿，大腿外侧更重要。

2

用同样的方法按摩大腿的外侧。

丈夫为妻子做尾骨按摩

怀孕后连接尾骨和骨盆的韧带会被拉长,所以常感到酸痛,甚至会感到尾骨快要脱落一样的疼痛。怀孕中期至怀孕后期,疼痛会渐渐变得严重。又不能吃药,又不能接受物理治疗,这时丈夫简单的按摩能给妻子带来很大的安慰。可以按摩连接尾骨和骨盆的肌肉和韧带。怀孕5个月到生产之前要坚持做哦。

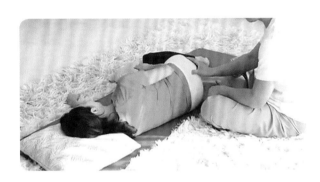

1

妻子在膝盖中间夹住适当大小的枕头,然后侧躺,在维持骨盆角度的状态下接受按摩。

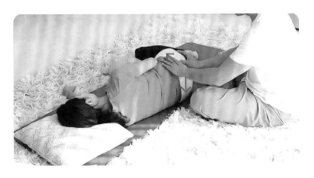

2

以脊椎为中心,丈夫用拇指从中央向外侧按摩妻子的尾骨,边轻轻按压,边揉整个臀部,然后反方向侧躺,左右交替进行。

和丈夫一起做骨盆伸展运动

　　为了能顺利分娩，在丈夫的帮助下拉伸连接腰部、骨盆和尾骨的部位吧。在做动作之前先吸气，然后做动作时自然放松地呼气。此动作可以反复做，也可以根据时间早晚做。此运动能让腰部感到舒适，怀孕 5 个月到生产之前要坚持做哦。

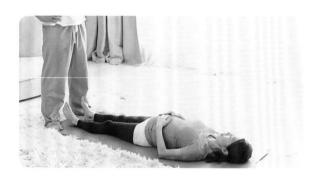

1

妻子背靠地板，舒服地躺着。

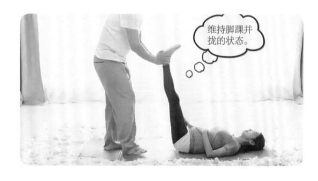

维持脚踝并拢的状态。

2

丈夫用双手抓住妻子的脚腕，抬起妻子的双腿，此时注意膝盖不要弯曲。

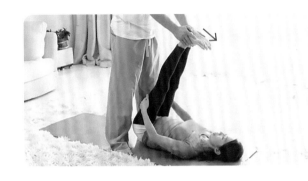

3

脚趾向身体一侧拉伸，放松从脚后跟
到臀部的肌肉。

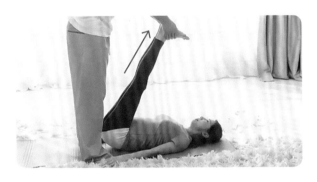

4

丈夫抬起妻子的双腿、臀部，使连接腰
部、臀部一直到腿部的肌肉得到放松，
可能的话可以再向身体一侧推。

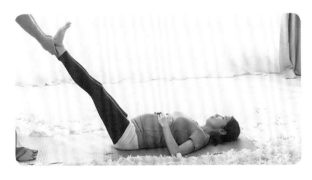

5

暂时放下双腿，然后再重复一次。

图书在版编目（CIP）数据

产后体形恢复与瘦身 /（韩）金修然原著；张新涛
译 . —北京：人民卫生出版社，2020.8
ISBN 978-7-117-30309-5

I.①产… II.①金…②张… III.①产妇 – 减肥 –
基本知识 IV.①R161

中国版本图书馆 CIP 数据核字（2020）第 142195 号

人卫智网	www.ipmph.com	医学教育、学术、考试、健康，购书智慧智能综合服务平台
人卫官网	www.pmph.com	人卫官方资讯发布平台

图字：01-2017-2899

产后体形恢复与瘦身
Chanhou Tixinghuifu yu Shoushen

译　　者：张新涛
出版发行：人民卫生出版社（中继线 010-59780011）
地　　址：北京市朝阳区潘家园南里 19 号
邮　　编：100021
E - mail：pmph @ pmph.com
购书热线：010-59787592　010-59787584　010-65264830
印　　刷：北京顶佳世纪印刷有限公司
经　　销：新华书店
开　　本：889×1194　1/24　印张：8.5　字数：139 千字
版　　次：2020 年 8 月第 1 版
印　　次：2020 年 10 月第 1 次印刷
标准书号：ISBN 978-7-117-30309-5
定　　价：69.90 元
打击盗版举报电话：010-59787491　E-mail：WQ @ pmph.com
质量问题联系电话：010-59787234　E-mail：zhiliang @ pmph.com

55检